Günter Köhls

So hilft mir die Akupunkt-Massage nach Penzel

Günter Köhls

So hilft mir die Akupunkt-Massage nach Penzel

- Neue Chancen bei vielen chronischen Erkrankungen
- So finden Sie einen guten Therapeuten
- Wie Sie die Behandlung optimal unterstützen

Unter Mitarbeit von Heidelore Kluge

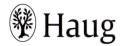

Die Deutsche Bibliothek – CIP-Einheitsaufnahme
Ein Titeldatensatz für diese Publikation ist bei Der Deutschen Bibliothek erhältlich.

Wir danken Herrn Andreas Mühle vom Gesundheitszentrum Akupunkt-Massage nach Penzel für seine Unterstützung

© 2001 Karl F. Haug Verlag in MVH Medizinverlage Heidelberg GmbH & Co. KG,
Fritz-Frey-Str. 21, 69121 Heidelberg
Büro Stuttgart: Steiermärker Straße 3-5, 70469 Stuttgart

Besuchen Sie uns im Internet unter:
www.haug-gesundheit.de

Das Werk ist urheberrechtlich geschützt. Nachdruck, Übersetzung, Entnahme von Abbildungen, Wiedergabe auf fotomechanischem oder ähnlichem Wege, Speicherung in DV-Systemen oder auf elektronischen Datenträgern sowie die Bereitstellung der Inhalte im Internet oder anderen Kommunikationsdiensten ist ohne vorherige schriftliche Genehmigung des Verlages auch bei nur auszugsweiser Verwertung strafbar.

Die Ratschläge und Empfehlungen dieses Buches wurden von Autor und Verlag nach bestem Wissen und Gewissen erarbeitet und sorgfältig geprüft. Dennoch kann eine Garantie nicht übernommen werden. Eine Haftung des Autors, des Verlages oder seiner Beauftragten für Personen-, Sach- oder Vermögensschäden ist ausgeschlossen.

Sofern in diesem Buch eingetragene Warenzeichen, Handelsnamen und Gebrauchsnamen verwendet werden, auch wenn diese nicht als solche gekennzeichnet sind, gelten die entsprechenden Schutzbestimmungen.

Dieses Buch wurde in der neuen deutschen Rechtschreibung verfasst.
Lektorat: Dr. Elvira Weißmann-Orzlowski
Textgestaltung: Heidelore Kluge
Bearbeitung: Katharina Sporns
Satz: IPa, 71665 Vaihingen/Enz
Umschlagfoto: Fridhelm Volk
Umschlaggestaltung: CYCLUS • Visuelle Kommunikation, Stuttgart
Druck und Verarbeitung: Westermann Druck, Zwickau

ISBN 3-8304-2057-9   1 2 3 4 5

Inhalt

Akupunkt-Massage nach Penzel – Geschichte, Entwicklung und Methodik 9

Wie alles begann... 11
...und wie es weiterging 12
So sieht es heute aus 14
   Immer größere Beachtung der Akupunkt-Massage 16
Ein Schritt in die ferne Vergangenheit 17
   Die Wurzeln der Akupunktur 18
   Konfuzius 18
   Tao 19
   Budha 19
   Die Ursprünge der Akupunktur und ihre Weiterentwicklung 20
   Akupunktur – Bestandteil der Traditionellen
     Chinesischen Medizin 21

Grundlagen der Akupunktur 22
   Yin und Yang 23
   Chi 25
   Die Meridiane 26

Die Akupunkt-Massage nach Penzel (APM) 31
   Wie geht eine APM-Behandlung vor sich? 33
   Vorbereitung der Akupunkt-Massage nach Penzel 34

Energetische Störfeldbehandlung 39

Der Energie-Stern 39

So bereiten Sie sich auf die Untersuchung vor 44

Wie Sie die Behandlung optimal unterstützen können 46
   Das sollten Sie wissen 48
   Selbstmassage 48

So finden Sie einen guten Therapeuten 49
   Tipps für die Therapeutensuche 50
   Ausgewählte Meinungen von Ärzten zur Akupunkt-Massage .. 51

Inhalt

Heilen und lindern mit der APM 53

Die Behandlung verschiedener Krankheiten und Beschwerden mit der Akupunkt-Massage nach Penzel 54
Die Behandlung von Kopfschmerzen und Migräne mit der Akupunkt-Massage nach Penzel 54
Die Behandlung von Rückenschmerzen und Bandscheibenschäden mit der Akupunkt-Massage nach Penzel 57
    Rückenprobleme in Kindheit und Jugend 57
    Ischialgie und „Hexenschuss" 58
    Bandscheibenschäden – Bandscheibenvorfall 60
    Wirbelsäule und „Vegetative Dystonie" 62
    Beinlägendifferenzen – die häufigste Ursache statischer Veränderungen der Wirbelsäule 63
Die Behandlung von Osteoporose mit der Akupunkt-Massage nach Penzel 72
    Osteoporose bei Malabsorption und Maldigestion 73
    Osteoporose nach Cortisonbehandlungen 74
Osteoporose nach der hormonellen Umstellung der Wechseljahre 74
Die Behandlung von Husten, Bronchitis und Asthma bronchiale mit der Akupunkt-Massage nach Penzel 77
    Akute Bronchitis 77
    Chronische Bronchitis 78
    Lungenemphysem 79
    Lungenentzündung 80
    Asthma bronchiale 80
    APM: Den Energiehaushalt neu ordnen 82
Die Behandlung von Magen-Darm-Erkrankungen mit der Akupunkt-Massage nach Penzel 85
    Oesophagitis 86
    Gastritis 86
    Chronische Gastritis 86
    Magen- und Zwölffingerdarm-Geschwür 87
    Infektiöse Darmerkrankungen 87
    Allergische Darmerkrankungen 88
    Morbus Crohn 88
    Colitis ulcerosa 89

Obstipation und Stuhlverstopfung 89
Hämorrhoiden 89
Krebs 90
Wurmerkrankungen 90
APM bei Magen-Darm-Erkrankungen 90
Die Behandlung von Rheuma mit der Akupunkt-Massage
nach Penzel 92
Entzündlicher Rheumatismus (Arthritis) 92
Degenerativer, abnutzungsbedingter Rheumatismus 93
Weichteilrheuma 94
APM bei Rheuma 96
Schmerzbehandlung mit der Akupunkt-Massage nach Penzel . . 100
Der somatische Schmerz 100
Der viscerale Schmerz 101
Akuter Schmerz – Chronischer Schmerz 101
Die Behandlung des kranken Kindes mit der
Akupunkt-Massage nach Penzel 106
Die Verkrampfung des Magenausganges (Pylorusspasmus) 107
Die Drei-Monats-Kolik 107
Hüftgelenksdysplasie 108
Wachstumsschmerzen 108
Wachstumsstörungen 109
Die Perthes´sche Krankheit 109
Skoliose 110
Abgeschlagen – müde – unkonzentriert 111
Das hyperkinetische Kind 111
Bettnässen 112
Hauterkrankungen (Milchschorf, Neurodermitis, Allergien) . . . 113
Schwangerschaftsbegleitung mit der
Akupunkt-Massage nach Penzel 113
Die Akupunkt-Massage nach Penzel beim Vierbeiner 116
Die Akupunkt-Massage nach Penzel beim Pferd 117

Anhang 121

Literaturverzeichnis 122

Das Gesundheitszentrum Akupunkt-Massage
nach Penzel in Heyen 123

Akupunkt-Massage nach Penzel – Geschichte, Entwicklung und Methodik

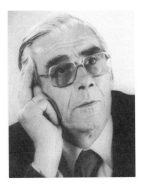

„Gedanken können Berge versetzen.
Gedanken sind Energie und sie erzeugen Energie.
Durch Gedanken lassen wir Energie fließen.
Die Energie fließt in genau bekannten Bahnen,
eben den Meridianen.
Wenn wir also gezielt Energie fließen lassen wollen,
müssen wir die Bahnen genau kennen,
in denen wir etwas fließen lassen.
In diesem Sinne üben Sie, lernen Sie.
Ein kluger Mann sagte einmal:
Lernen ist wie Rudern gegen den Strom,
wenn man damit aufhört, treibt man unweigerlich zurück.
Ich wünsche Ihnen,
dass Sie immer nur vorwärts schwimmen,
ohne dabei zu vergessen, dass man auch gelegentlich
gegen den Strom schwimmen muss."

(*Willy Penzel*, 1918–1985)

Wie alles begann...

An einem Tag Mitte der 50er Jahre saß ein Mann im Zug von Emmerthal nach Göttingen. Seit längerer Zeit legte er diese Strecke regelmäßig zurück. Er besuchte seine Frau in einem Göttinger Krankenhaus, in welches sie mit einer Leberzirrhose eingeliefert worden war. Die Ärzte gaben wenig Aussicht auf einen Erfolg ihrer Behandlung – sie hielten den Fall für hoffnungslos. Um sich von seinen traurigen Gedanken abzulenken, blätterte der Mann in einem wissenschaftlichen Magazin. Obwohl er eigentlich Schiffbauingenieur war, interessierte er sich aus nahe liegendem Grund auch für medizinische Artikel. Der Beitrag, auf den sein Auge während dieser Bahnfahrt fiel, sollte nicht nur sein Leben, sondern das vieler leidender Menschen verändern. Der Name des Mannes war Willy Penzel und er wurde zum Begründer der Akupunkt-Massage.

Der medizinische Fachartikel, der zum Auslöser für die Entdeckung und Entwicklung dieser Behandlungsmethode wurde, stammte von Prof. Dr. Joachim von Puttkammer und basierte auf dessen 1947 erschienenen Buch „Organbeeinflussung durch Massage". Dr. Ulrich Abele schrieb diesem Buch, das von eher bescheidenem Umfang ist, eine bahnbrechende Wirkung zu. Puttkammer verfügte nicht nur über ein vielschichtiges Wissen von allen Vorgängen in der Massage, sondern kannte sich auch wie damals kein Zweiter in der chinesischen Akupunktur aus.

Durch diesen Artikel inspiriert begann Willy Penzel, sich mit alternativen Behandlungs- und Heilmethoden zu befassen, die möglicherweise seiner Frau helfen konnten. Er massierte sie an bestimmten Stellen, die in Beziehung zur Leber stehen und zeigte ihr auch, wie sie sich in seiner Abwesenheit selbst massieren konnte. Das Wunder geschah: sehr schnell besserte sich der Zustand der Patientin. Nach einigen Wochen konnte sie bereits entlassen werden. Die Ärzte standen vor einem Rätsel. Frau Penzel überlebte ihren Mann um vier Jahre und starb 1989.

...und wie es weiterging

Auch Willy Penzel konnte sich den Erfolg seiner Behandlung nicht erklären. Er begann damit, Freunde und Bekannte in der Hoffnung zu massieren, auf diese Weise dem Geheimnis, das der Heilwirkung seiner Verfahrensweise zugrunde lag, auf die Spur zu kommen. Als Laie wurde er wegen dieser Versuche in Medizinerkreisen bald angefeindet. Deshalb beschloss Willy Penzel, seine Berufung zum Beruf zu machen. Er war neununddreißig Jahre alt, als er sich entschloss, eine Ausbildung zum Masseur und medizinischen Bademeister zu machen. Nach Anstellungen in verschiedenen Kliniken wurde er schließlich leitender Masseur in Bad Pyrmont.

Erst hier fand er die Erklärung für seine oft verblüffenden Massage-Erfolge. Von einem dort tätigen Arzt erfuhr er, dass er diese Erfolge der Tatsache verdankte, dass er die ganze Zeit Akupunkturpunkte massiert hatte. Willy Penzel studierte nun alles, was zu dieser Zeit an Literatur über die chinesische Lehre der Akupunktur erreichbar war. Am wichtigsten wurden ihm die Veröffentlichungen des Wiener Akupunkturmediziners Prof. Dr. Johannes Bischko (geboren 1922).

Dr. Johannes Bischko	Dr. Johannes Bischko, der 1991 den Internationalen SEIRIN Förderpreis für Akupunktur erhielt, beschäftigte sich bereits seit Anfang der 50er Jahre mit dem bis dahin wenig verbreiteten und nicht anerkanntem Gebiet der Akupunktur. 1954 gründete er die Österreichische Gesellschaft für Akupunktur, deren erster Präsident er wurde. 1958 richtete er an der HNO-Abteilung der Poliklinik in Wien eine Akupunkturambulanz ein. 1972 führte er die erste Tonsillektomie (vollkommenes Herausschneiden der Mandeln) in Akupunkturanalgesie (Analgesie = Schmerzlosigkeit) durch. Im gleichen Jahr wurde das Ludwig-Boltzmann-Institut für Akupunktur im Rahmen der Poliklinik gegründet, das unter der Führung von Professor Bischko sehr rasch zu einem international anerkannten Lehrinstitut aufstieg. 1980 erhielt Bischko einen Ruf als Lektor für Akupunktur an die Universität Wien. Er führte diese Tätigkeit bis 1991 aus. Er hat sich als Pionier bei der Anerkennung der Akupunkturtherapie weltweit einen Namen gemacht und durch seine Arbeit eine wesentliche Grundlage für die heutigen wissenschaftlichen Erkenntnisse geschaffen.

Da Willy Penzel weder Arzt noch Heilpraktiker war, durfte er die Akupunktur nicht anwenden, weil er dabei mit den Nadeln die Haut seiner Patienten verletzt hätte. Es lag deshalb nahe, sein eigenes Wissen über die Massage und die Akupunkturlehre miteinander zu kombinieren und dieses Verfahren weiter zu entwickeln. Das Ergebnis seiner Experimente und Überlegungen führte ihn dazu, nicht länger nur die Akupunkturpunkte, sondern auch die sie verbindenden Energiebahnen, die Meridiane, zu massieren. Diese Verschmelzung westlichen und östlichen Wissens ist die Grundlage der Akupunkt-Massage, einer in dieser Art neuen Therapieform.

Unermüdlich forschte und arbeitete Willy Penzel weiter. Seine Erfolge – vor allem bei Migränepatienten und bei Menschen, die unter Erkrankungen des Bewegungsapparates litten – blieben nicht ohne Resonanz. Immer mehr Ärzte und Therapeuten wollten mehr über seine Behandlungsmethode erfahren, um diese möglicherweise selbst anwenden zu können. So begann Penzel neben seiner eigenen Praxis damit, auch Kollegen auszubilden. Was im kleinen Kreis begann, führte schließlich zur Gründung eines Ausbildungszentrums in Heyen bei Bodenwerder im Weserbergland. Im heutigen Schulungsgebäude, das in Form und Ausrichtung der ägyptischen Cheopspyramide nachempfunden ist, wer-

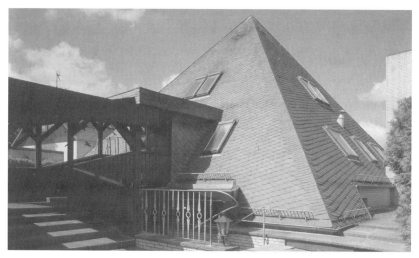

Abbildung 1: Das Schulungsgebäude in Heyen

den jährlich etwa 2.300 Angehörige der medizinischen Assistenzberufe sowie Ärzte und Heilpraktiker naturheilkundlich ausgebildet. Inzwischen gibt es darüber hinaus acht europäische Zweigschulen. Das Lebenswerk Willy Penzels, der 1985 starb, wird heute von Günter Köhls weitergeführt.

Unterstützung durch die Architektur	Das Unterrichtsgebäude wurde ganz bewusst in Form einer Pyramide gebaut. Pyramiden strahlen eine eigene Atmosphäre aus; von Kennern wird behauptet, dass man darin sehr gut meditieren kann und überhaupt nicht müde wird. So kann es dem Besucher passieren, dass er am Abend um 20 Uhr noch Unterrichtsbetrieb vorfindet, obwohl man bereits morgens um neun Uhr begonnen hat und am Vorabend bis zwei Uhr nachts in fröhlicher Runde gefeiert und diskutiert wurde.

So sieht es heute aus

Da es mir, als in die Jahre gekommener Mann, immer wieder schwer fällt, über mich selbst zu reden und zu schreiben, lesen Sie auf den folgenden Seiten (14–16) einfach, was Journalistinnen und Journalisten **über** mich veröffentlichen.

Werdegang von Günter Köhls

Wie Willy Penzel ist auch Günter Köhls „Quereinsteiger" in die Medizin. Er wurde am

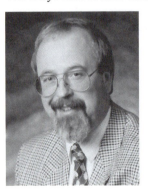

13.10.1951 in Heyen geboren, einem 590-Seelen-Dorf im schönen Weserbergland. Nach Beendigung seiner Schulausbildung 1968 war er für kurze Zeit in leitender Position für eine große deutsche Krankenkasse tätig.

Aus dieser „sicheren Lebensstellung" schied er freiwillig aus, um Willy Penzel als erster und über lange Jahre einziger Mitarbeiter behilflich zu sein. Er unterstützte ihn nicht nur bei der Abfassung der ersten

Fachbücher, sondern auch bei den Therapiebehandlungen in Penzels kleiner Privatpraxis in Bad Pyrmont. Darüber hinaus übernahm er einen Teil an der Unterrichtung der Therapeuten, die sich in der Akupunkt-Massage ausbilden ließen.

Günter Köhls lernte Willy Penzel bereits an seinem ersten Lebenstag kennen – eine Geschichte, wie sie nur das Leben schreiben kann! Die Mutter von Willy Penzel nämlich war im Haus der Eltern von Günter Köhls nach dem Krieg zwangseinquartiert worden, und ihr Sohn besuchte sie just an dem Tag, als Günter Köhls das Licht der Welt erblickte. Auch später trafen sie immer wieder zusammen. Doris, die Tochter der Familie Penzel, besuchte mehrere Jahre lang dieselbe Schule wie Günter Köhls. Irgendwie verlor man sich aus den Augen. Köhls begegnete Penzel erst wieder, als er eines Tages – als Mitarbeiter einer Krankenkasse – dessen Praxis in Bad Pyrmont aufsuchte, um endlich einmal zu erfahren, warum die Patienten geradezu zu ihm „hinpilgerten" und es absolut nicht einsehen konnten und wollten, dass seine Behandlungsrechnungen damals von den Kassen nicht bezahlt wurden. Aus einem ersten ausführlichen Gespräch wurden mehrere Besuche, und schließlich nahm Günter Köhls an den ersten Dreitageskursen teil, die Willy Penzel vor Kolleginnen und Kollegen, vor Ärzten und Heilpraktikern hielt.

Günter Köhls war von Penzels Behandlungsmethode derart gepackt, dass er fast seinen ganzen Jahresurlaub für diese Seminare aufwendete. Gespräche mit Versicherten seiner Krankenkasse, die von Willy Penzel behandelt worden waren, ließen ihn schließlich nicht mehr ruhen. Er war davon überzeugt, dass Penzel etwas ganz Großes geschaffen hatte, das unbedingt bekannt werden müsste. Er entschloss sich deshalb, diesem bei der Verwirklichung seiner Ideen zu helfen, zunächst nebenberuflich – nach Feierabend, teilweise nachts und an den Wochenenden. Natürlich überforderte ihn auf Dauer diese Aufgabe – denn man kann sich vorstellen, wie stark er als blutjunge Führungskraft in seiner Krankenkasse gefordert war! Also musste er sich entscheiden: entweder für eine weitere Karriere bei der Kasse – oder für einen Neuanfang bei Willy Penzel.

Günter Köhls traf seine Entscheidung: für die Akupunkt-Massage nach Penzel. Er war in der Praxis tätig, erledigte die Büroarbeiten, belegte jeden Kurs bei seinem Mentor mehrfach, arbeitete an den Fachbüchern mit und wurde bald von Penzel als Kursassistent eingesetzt. Schon bald vertrat er seinen Chef während dessen Abwesenheit in seiner kleinen Privatpraxis.

Der Zulauf an Schülern und Privatpatienten wurde immer größer, weitere Mitarbeiter kamen dazu. Willy Penzel stellte Günter Köhls deshalb für fast sechs Jahre von einem Teil seiner Aufgaben frei. Während er ihm sein Gehalt weiter zahlte, schickte er ihn zu mehreren ihm bekannten Privatdozenten, um ihm zu ermöglichen, sich ein umfassendes Wissen zu erarbeiten – also gewissermaßen ein außeruniversitäres Medizinstudium zu durchlaufen. Nach diesen sechs Jahren schloss Günter Köhls seine Ausbildung mit der Zulassung als Heilpraktiker ab. Ihm erschien dieser Weg als der geeignete, den Menschen mit seinem Wissen und Können zu helfen, da ohnehin keine Kassenpraxis oder -zulassung geplant war.

Immer größere Beachtung der Akupunkt-Massage

Später wurde Günter Köhls Mitinhaber des von Willy Penzel inzwischen offiziell gegründeten Lehrinstituts. Gemeinsam mit Herrn Penzel rief er 1978 den Internationalen Therapeutenverband Akupunkt-Massage nach Penzel e.V. ins Leben. Dieser betreut heute rund 6.000 Mitglieder in 24 Ländern. Nach dem Tode Willy Penzels wurde Günter Köhls im Jahre 1985 der Vorsitzende dieses Verbandes. Diese Aufgabe nimmt er heute noch wahr.

Willy Penzel hatte bestimmt, dass Günter Köhls sein Lebenswerk als verantwortlicher Nachfolger weiterführen solle. Deswegen stellte er die rechtlichen Weichen so, dass der Übergang naht- und komplikationslos gewährleistet war, als er am 13. April 1985 starb. In den dreizehneinhalb Jahren der Zusammenarbeit hatte er sein Wissen an Günter Köhls weitergegeben. So wurde dieser Chef sämtlicher Penzel-Unternehmen (es kamen noch eine Handels- und Vertriebs-KG, ein Therapiezentrum und eine Verwaltungsgesellschaft dazu). Heute wird er in seiner täglichen Arbeit von einem Mitarbeiterstab von 25 Festangestellten und etwa 80 Freiberuflern unterstützt. Er ist ein gern und viel gefragter Redner vor verschiedenen Gremien und Institutionen (wo neben seinen fachlichen Qualifikationen vor allem sein trockener Witz geschätzt wird). Auch in vielen Radio- und Fernsehsendungen trat er auf und veröffentlichte zahlreiche Beiträge in den verschiedensten Fachzeitschriften und sonstigen Publikationsorganen. Trotz aller seiner Verpflichtungen leitet er immer noch persönlich einen großen Teil der Ausbildungskurse und behandelt selbst seine Privatpatienten – „um Praktiker zu bleiben", wie er betont.

> Günter Köhls hat bis heute seine Entscheidung, eine „sichere Lebensstellung" aufzugeben, nie bereut. Im Gegenteil: „Die APM nach Penzel und die gesamte Medizin sind Lebensinhalt und Lebenselixier für mich geworden! Ich wüsste gar nicht, wie die letzten dreißig Jahre meines Lebens verlaufen wären, wenn ich diese Methode nicht kennengelernt hätte. Ich kann mir nichts Schöneres vorstellen, als Menschen zu helfen und diese besondere Methode weiter zu verbreiten. So denkt auch meine Frau, die mich vom ersten Tage meiner Arbeit für die APM nach Penzel voll und kompromisslos unterstützt hat. Ich bin ihr deshalb zu unendlichem Dank verpflichtet – wie auch Herrn Willy Penzel, der mir sein Lebenswerk anvertraut hat."

APM als Lebensinhalt

1997 gründete Günter Köhls zusammen mit sechs Hochschulprofessoren die APAM – die „Akademie für patientenzentrierte Medizin" – mit Sitz in Ritterhude. Diese verfolgt unter anderem das Ziel, den Menschen als Gesamtpersönlichkeit in seiner individuellen Lebenssituation im Hinblick auf seine Gesundheitsrisiken, seine Fähigkeit zur Krankheitsbewältigung und die Möglichkeit der Hilfe zu erfassen.

Darüber hinaus hat diese Akademie den hohen Anspruch, den interdisziplinären Erfahrungsaustausch über wissenschaftlich gesicherte Erkenntnisse und Methoden, die geeignet sind, den Menschen als Gesamtpersönlichkeit bei der Gesunderhaltung und Krankheitsbewältigung zu unterstützen und seine Selbstbestimmung zu fördern.

Ein Schritt in die ferne Vergangenheit

Um die Bedeutung der Akupunkt-Massage Willy Penzels verstehen zu können, müssen wir uns zunächst mit deren Grundlagen befassen und in die ferne Vergangenheit, ins alte China, zurückschauen. Wenn man von „Traditioneller Chinesischer Medizin" (TCM) spricht, denken die meisten Menschen heute zuerst an Akupunktur. Dabei war und ist diese nur eine von vielen möglichen Therapieformen, deren erstes Ziel vor allem die Wiederherstellung des inneren Gleichgewichts des Menschen ist.

> „Maßhalten und im Gleichgewicht bleiben sind der Gipfel menschlicher Vollkommenheit. Aber er ist seit langem selten unter den Menschen."
>
> (Konfuzius)

Diese Anschauung ist in der chinesischen Philosophie begründet, im Konfuzianismus und im Taoismus. Dr. Krista Federspiel und Vera Herbst schreiben dazu in ihrem Buch „Die andere Medizin":

„Beide Philosophien streben als Ideal die körperlich-geistige Harmonie an: Konfuzius durch moralisch korrektes Leben nach der Staatsräson, die Taoisten durch harmonische Beziehung zwischen Mensch und Natur. Erst in der Ära um den Beginn unserer Zeitrechnung wurden diese Ideen auf die Medizin übertragen und durch den Buddhismus unterstützt, der die Überwindung körperlicher Bedürfnisse lehrt."

Die Wurzeln der Akupunktur

Konfuzius

Kung-fu-tse (Konfuzius) wurde 551 v. Chr. geboren. Die Mittellosigkeit seiner verwitweten Mutter zwang ihn bereits als 17-Jährigen dazu, eine amtliche Stellung anzunehmen. Es gibt zahlreiche Berichte darüber, wie gewissenhaft er seinen Beruf auffasste und wie sorgfältig und pünktlich er seine Pflichten erfüllte. Aber sein Interesse für geistige Dinge ließ ihn jede freie Stunde nutzen, die alten Quellen und Überlieferungen zu studieren. So eignete er sich schon in seiner Jugend das ganze Wissen seiner Zeit an. Mit 22 Jahren konnte er seine Anstellung aufgeben und sich ganz seinen Schülern widmen, die bei ihm das richtige Verhalten in allen Lebenslagen erlernen wollten. Seine Lehre entspricht ganz dem nüchternen, aufs Nützliche gerichteten Wesen der Chinesen, das allem metaphysischen Denken abhold ist.

So ist ihm die sittliche Vervollkommnung des einzelnen Menschen auch nicht Selbstzweck, sondern Mittel zum Zweck der Vervollkommnung der Mitmenschen. Der Mensch als Individuum gilt ihm nichts, als Gemeinschaftswesen alles. Die von ihm geforderten Tugenden sind nur Eigenschaften, die die Gemeinschaft fördern.

Tao

Ein wegweisendes Buch der chinesischen Philosophie ist das „Tao-te-king" des Lao-tse. Der Titel bedeutet übersetzt „Buch vom Weltgesetz und seiner Kraft" (Tao=Weltgesetz). Lao-tse wurde 604 v. Chr. geboren, also etwa 50 Jahre vor Konfuzius. Im Gegensatz zu diesem bedenkt Lao-tse den Menschen an sich und seinen Bezug zum Urgrund allen Seins, dem Tao. Aus seinem Leben weiß man nur, dass er als Historiograph im kaiserlichen Staatsarchiv tätig war. Als der Kaiser beanspruchte, zugleich auch der oberste Priester des Landes zu sein, beschloss Lao-tse fortzugehen, Richtung Westen. Wann und wo er gestorben ist, ist nicht bekannt. Lao-tse lehrte, dass alles dem Tao entspringt. „Dieses lenkt das gesamte Universum und seine Kraft wirkt weiter in jedem Menschen. Das Universum selbst ist in sich tätig im Zeichen des Gegensätzlichen, wobei aus Sein Nichtsein entspringt – aus dem Leben der Tod, aus dem Guten das Böse, aus dem Schönen das Nicht-Schöne. Der Mensch soll dem Tao, dem ‚Weg', dem Urquell alles Seins folgen." (Christian Meiser)

> „Wer Menschenkenntnis hat, ist klug; wer Selbsterkenntnis hat, ist erleuchtet."
> (Lao-Tse)

Vor etwa 4.500 Jahren begannen Medizinwissenschaftler in China damit, die Ergebnisse ihrer Forschungen zusammenzutragen. Diese Schriften wurden in 34 Bänden veröffentlicht, die als „Nei Ching" bekannt sind. Das letzte Kapitel wurde vor etwa 3.000 Jahren geschrieben. Die Bücher beinhalten Wissen über Akupunktur, Diät, Massage, Hydrotherapie, Kräuterheilkunde, Luft- und Sonnentherapie sowie Gymnastik. Noch heute richtet sich die Traditionelle Chinesische Medizin weitgehend nach diesen Angaben.

Buddha

Siddharta Gautama, später „der Erleuchtete" (Buddha) genannt, wurde um 560 v. Chr. im Vorland des nepalesischen Himalaya geboren. Der in Reichtum aufgewachsene Fürstensohn erkannte mit 29 Jahren die Sinnlosigkeit seines bisherigen gedankenlosen Lebens. Er verließ die Heimat, um in der Fremde Erlösung zu suchen und begegnete vielen Lehrern. Aber nirgends erlebte er die große, göttliche Stille der Seele, die Befriedigung und das Wissen von den letzten Dingen. Nach langen inneren

Kämpfen kam ihm die Erleuchtung, dass der Mensch nur durch sich selbst, durch die innere Schau der Versenkung zur ewigen Freiheit gelangen könne. Nun begann er seine Lehrtätigkeit und durchzog die Provinzen Indiens, wo er den Weg zur Überwindung des Leidens, dessen Ursachen Verlangen und Begierde sind, lehrte. Er starb um 480 v. Chr.

„Wer an etwas hängt, hat Unruhe; wer an nichts hängt, hat keine Unruhe; wo keine Unruhe ist, da ist Ruhe; wo Ruhe ist, da ist keine sinnliche Lust; wo keine sinnliche Lust ist, da gibt es kein Werden und Vergehen; wo es kein Werden und Vergehen gibt, da ist weder diese noch jene Welt noch irgendeine Zwischenwelt. Dies ist das Ende des Leidens."

(Gautama Buddha)

Die Ursprünge der Akupunktur und ihre Weiterentwicklung

China war zu allen Zeiten in kriegerische Auseinandersetzungen verwickelt. Wenn der Krieg auch durchaus nicht der Vater aller Dinge ist, scheint dies jedoch im Falle der Akupunktur zutreffend gewesen zu sein. Schon vor einigen tausend Jahren stellte man nämlich fest, dass Soldaten, die von Pfeilen verwundet worden waren, mitunter von jahrelangen Krankheiten genasen. Dabei spielte die Größe der Wunde keine Rolle, sondern lediglich ihre Tiefe und die Körperstelle, an der sie sich befand. Konnte man also Krankheiten heilen, indem man an bestimmten Stellen die Haut durchstach?

Eine andere Theorie über die Entstehung der Akupunktur geht allerdings davon aus, dass ursprünglich Schamanen die Haut ihrer Patienten mit Steinsplittern ritzten, um so die in ihnen wohnenden Dämonen zu vertreiben.

Man begann also, die Wirkung der Pfeile nachzuahmen und punktierte die Haut mit Nadeln, zunächst aus Stein, Knochen und Bambus. Später verwendete man Eisen- und Silbernadeln. Heute werden hauptsächlich Nadeln aus rostfreiem Stahl benutzt. Zunächst glaubte man, dass es die

Wirkung der Metalle sei, welche die Heilung herbeiführte. Mit der Zeit aber entdeckten die Heiler, die dieses Verfahren anwandten, dass ganz bestimmte Einstichpunkte auf der Haut offensichtlich mit bestimmten inneren Organen zusammenhängen – etwa mit Leber, Gallenblase, Magen, Herz. Diese Erkenntnisse und Erfahrungen wurden später mit der altchinesischen Lehre von den Energieströmen verbunden, auf der die ganze Akupunktur, wie sie bis heute ausgeübt wird, beruht.

Im 17. Jahrhundert wurde die Akupunktur auch in Europa bekannt und geradezu zu einer Mode, die allerdings – wie jede Modeerscheinung – bald in Vergessenheit geriet und erst um 1800 eine kurze Renaissance erlebte. Obwohl im 20. Jahrhundert sich bereits vereinzelte Forscher im Westen mit der Akupunktur beschäftigten, galten sie als Außenseiter, wenn nicht gar als versponnene Scharlatane. Vor allem der Wiener Arzt Prof. Bischko, der im Kapitel „...und wie es weiterging" vorgestellt wurde, machte sich um die wissenschaftliche Anerkennung der Akupunktur verdient. Weltweites Aufsehen erregte 1972 der Fall eines amerikanischen Journalisten, der in China ohne Narkose, dafür unter Einsatz der Akupunktur schmerzfrei am Blinddarm operiert wurde.

Akupunktur – Bestandteil der Traditionellen Chinesischen Medizin

In China war die Akupunktur zu allen Zeiten nur e i n e s der Mittel der Wahl, wenn es um die Heilung und Linderung von Krankheiten ging. Sie wurde und wird in China hauptsächlich als begleitende Therapie eingesetzt. Nachdem die Chinesen Ende des 19. Jahrhunderts feststellten, dass die im Westen synthetisch hergestellten Medikamente bei der Bekämpfung der großen Seuchen effektiver waren als die Traditionelle Chinesische Medizin, wurde diese selbst in ihrem Ursprungsland mehr und mehr verdrängt. Allerdings forderten im 20. Jahrhundert die Lehren Mao Tse-Tungs (1893–1976) dazu auf, sich wieder auf die Traditionelle Chinesische Medizin zu besinnen.

So wurde nach der Kulturrevolution (1966–1969) auch die Akupunktur bei operativen Eingriffen zur Schmerzausschaltung als Alternative zur

Narkose eingesetzt und weitergehend erforscht (und natürlich propagandistisch eingesetzt). In westlichen Ländern erleben TCM und vor allem die Akupunktur immer mehr Zuspruch. Hier wurden auch die Elektro- und die Laserakupunktur entwickelt, außerdem die Varianten der Hand-, Fuß-, Mund- und Ohrakupunktur.

Grundlagen der Akupunktur

Wer sich als Laie mit der Traditionellen Chinesischen Medizin im Allgemeinen und mit der Akupunktur im Besonderen beschäftigt, begegnet vielen Begriffen, die unserer Denkweise neu und zunächst unverständlich sind. Da ist von Energieströmen die Rede, von Meridianen, von Chi und von Yin und Yang. Diese Begriffe beruhen auf uraltem magisch-schamanistischem Wissen, das inzwischen von der modernen Wissenschaft weitestgehend bestätigt wurde. Es grenzt ans Wunderbare, mit welcher Sicherheit und Präzision im Alten China bereits auf diese Weise gearbeitet wurde. Sektionen und Obduktionen waren ja verboten, so dass man keine anschauliche Vorstellung vom Inneren des menschlichen Körpers und von seinen Funktionen hatte! Akupunktur kann also als eine empirische Wissenschaft bezeichnet werden, die auf jahrhunderte-, ja jahrtausendelangen präzisen Beobachtungen basiert.

361 Akupunkturpunkte gibt es, die bei Reizausübung das ihnen zugeordnete Organsystem bzw. den Organteil beeinflussen. Diese Punkte befinden sich auf 12 Meridianen, durch welche die Energieströme verlaufen und die mit den inneren Organen und deren Funktionen verbunden sind. Die Akupunkturnadeln werden unterschiedlich tief unter die Haut in das Körpergewebe eingestochen und verbleiben dort zwischen 15 und 60 Minuten (manchmal auch länger). Dabei sind die Nadeln entweder unbewegt oder können auch gedreht werden. Hierdurch soll durch den Einfluss auf die in den Meridianen zirkulierende Lebensenergie (Chi) das gestörte Energiegleichgewicht von *Yin* und *Yang* wieder hergestellt werden: nur ein Mensch, der sich im Gleichgewicht befindet, kann auch seelisch und körperlich gesund sein.

Yin und Yang

„Das ganze Universum ist ein Oszillieren der Kräfte von Yin und Yang."
(Aus: Nei Ching „Des gelben Kaisers Lehrbuch der Inneren Medizin")

In der chinesischen Philosophie sind Yin und Yang die polaren (einander entgegengesetzten) Grundprinzipien, deren Wechselspiel alle Dinge und jedes Geschehen im Universum – und natürlich auch im menschlichen Körper – bestimmen. Yang symbolisiert das männliche Prinzip, Yin das weibliche. Diese Tatsache wie auch die den beiden Prinzipien zugeordneten Qualitäten bestehen gleichberechtigt nebeneinander und enthalten keinerlei Wertung! Männer und Frauen vereinen in sich sowohl Yin- als auch Yang-Qualitäten. Der Brockhaus definiert: „Yin und Yang sind in ihrer jeweiligen periodischen Ab- und Zunahme und ihrem Zusammenspiel Manifestationen des Tao, das in der Ordnung und Wandlung alles Seienden zum Ausdruck kommt.".

Die Entsprechungen für Yin und Yang sind beispielsweise:

Yin	Yang
weiblich	männlich
Erde	Himmel
dunkel	hell
passiv	aktiv
empfangend	schöpferisch
weich	hart
feucht	trocken

Als Symbole für Yin und Yang gelten:

Mond	Sonne
Wasser	Feuer
Schildkröte, Tiger	Drache
Schwarz	Rot
Norden	Süden
gerade Zahlen	ungerade Zahlen

Zu jeder Qualität gibt es also auch eine gegensätzliche Kraft, und nur im Zusammenspiel ergänzen sich beide, während ein Widerstreit der Kräfte zu Krankheit führt. Das ausgeglichene Wechselspiel zwischen Yin und Yang bringt die Lebensenergie Chi hervor und ist deshalb in der Traditionellen Chinesischen Medizin gleichzusetzen mit Gesundheit. Der chinesische Begriff des Chi hat eine wesentlich dynamischere Qualität als der im Westen verwendete Begriff Harmonie, lässt sich jedoch auch in vielen Aspekten damit vergleichen: Nur wenn Körper, Geist und Seele miteinander in Harmonie sind (und darüber hinaus die einzelnen Organe), ist der Mensch gesund.

In der chinesischen Medizin sind dem Yin und Yang verschiedene Organkreisläufe zugeordnet – also nicht nur einzelne Organe, sondern deren gesamte Funktionsbereiche. So bezieht sich diese Ordnung beispielsweise nicht nur auf die Lunge, sondern auf den gesamten Atmungsbereich und auch auf das Riechorgan, die Nase.

„Ein Beispiel soll diese Vorstellung illustrieren: Das Yin-Organ Leber hat eine Beziehung zum Yang-Organ Gallenblase. Sie wird durch die Emotionen Wut und Ärger beeinflusst, „öffnet" sich im Auge (das bei Gelbsucht gelb wird), ihr Funktionieren ist verantwortlich für die Beschaffenheit der Sehnen, und sie speichert das Blut. Sie zeigt ihre Ausgeglichenheit in den Fingernägeln." (Aus: „Die andere Medizin")

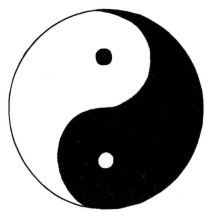

Abbildung 2: Yin und Yang

Chi

„Der Ursprung des Lebenswegs, der Geburt und des Wandels ist Chi (Lebensenergie). All die myriaden Dinge des Himmels und der Erde gehorchen diesem Gesetz. So umschließt Chi nach außen hin Himmel und Erde und von innen her belebt es sie. Die Quelle, aus der Sonne, Mond und Sterne ihr Licht, aus der Donner, Regen, Wolken und Wind ihr Sein nehmen, von der die vier Jahreszeiten und all die myriaden Dinge ihre Geburt, ihr Wachstum haben, der Grund dafür, dass sie sich ansammeln und Vorräte bilden – ist Chi. Des Menschen Halt am Leben hängt vollkommen von diesem Chi ab." (Aus: Nei Ching, „Des Gelben Kaisers Lehrbuch der Inneren Medizin")

Unter Chi versteht man die Energie oder Lebenskraft, in der auch Yin und Yang enthalten sind. Im menschlichen Körper zirkuliert diese Kraft ständig entlang von Meridianen – ähnlich wie beispielsweise der Blut- oder Nervenkreislauf. Ist dieser Energiefluss gestört, entsteht Krankheit. Durch das Einstechen von Nadeln an bestimmten Akupunkturpunkten kann der Energiefluss wieder hergestellt werden. „...ein Zuviel an Energie (ist) ebenso möglich wie ein Zuwenig. Ein Überflusszustand von Energie, Körperausscheidungen oder Aktivität wird als ‚Yang-Zustand' bezeichnet, einen Mangelzustand nennt man ‚Yin-Zustand'. (...) Die Akupunktur vermag je nach Art des Stechens einen Energieüberfluss abzuleiten wie auch die Bildung mangelnder Energie anzuregen." (Aus: „Handbuch Naturheilkunde")

Entzündungen sind beispielsweise immer mit Energieüberschuss verbunden, weshalb die entstehende Wärme durch Kühlung abgeleitet wird. Viele rheumatische Beschwerden dagegen sind durch Energiemangel in den betreffenden Körperteilen gekennzeichnet – sie werden durch Wärme gelindert, weil dadurch die fehlende Energie ausgeglichen werden kann. Yin und Yang werden durch solche Maßnahmen, vor allem aber auch durch Akupunktur wieder in einen Gleichgewichtszustand versetzt.

Es ist also von größter Bedeutung, dass die Lebensenergie ungehindert fließen kann und dass sie an allen Stellen gleichermaßen gegenwärtig ist. Sie darf sich nirgends stauen und dadurch eine Stelle mit zu viel, eine andere Stelle dagegen mit zu wenig Energie versorgen. Diese Energieversorgung, die ja im Sinne der chinesischen Anschauung durchaus kein rein materieller, sondern ein kosmisch-spiritueller Prozess ist, ist also ein dynamisches Geschehen.

Zwischen Himmel und Erde	„Überall, wo sich Leben befindet, ist Energie im Spiel, kosmisches Chi, das in polarer Spannung, im Wechsel zwischen Yin und Yang den Menschen durchflutet. Dieser befindet sich als Geschöpf zwischen Himmel und Erde, sein Kopf ragt zum Yang des Himmels, seine Füße wurzeln auf dem Yin der Erde, beziehen ihr Yin aus dem dunklen, verborgenen, bergenden Erdinnern. Hier sammelt sich das Yin, um sich zu erwärmen, aufzusteigen und mit dem Yang zu verbinden und diesen kosmischen Kreislauf immer wieder zu vollziehen. (Dorit Niehaus, „Natur und heilen" 8/99)

Die Meridiane

„Wodurch der Mensch erschaffen wird, wodurch Krankheiten in Erscheinung treten, wodurch der Mensch geheilt wird, wodurch Krankheit entsteht – die zwölf Meridiane sind die Basis aller Theorie und Behandlung." (Aus: Nei Ching, „Des gelben Kaisers Buch der Inneren Medizin")

Die Lebensenergie, das Chi, fließt entlang so genannter Meridiane durch den menschlichen Körper. Es gibt 12 Hauptmeridiane oder Energieströme, von denen jeder mit einer Körperfunktion oder einem Organ in Verbindung steht: nämlich mit den fünf inneren Organen, den sechs Verdauungsorganen und dem äußeren Blutkreislauf. Der Zustand der Meridiane kann anhand der beiden radialen Pulse festgestellt werden, die am Unterarm direkt oberhalb des Handgelenks zu ertasten sind.

Die inneren Organe der TCM sind:
Herz
Milz/ Bauchspeicheldrüse
Lungen
Nieren
Leber

Grundlagen der Akupunktur

Die Verdauungsorgane der TCM sind:
Dickdarm
Blase
Gallenblase
Dünndarm
Magen
„Dreifacher Erwärmer" (Meridian der Atmungs-, Urogenital- und Verdauungsorgane)
Peripherer Blutkreislauf (= Blutgefäßsystem)
(Aus: „Buch der ganzheitlichen Gesundheit")

Hinzu kommen noch zwei übergeordnete „Energie-Gefäße": das Konzeptionsgefäß (KG) an der Vorderseite und das Gouverneursgefäß (GG) an der Rückseite des Körpers.

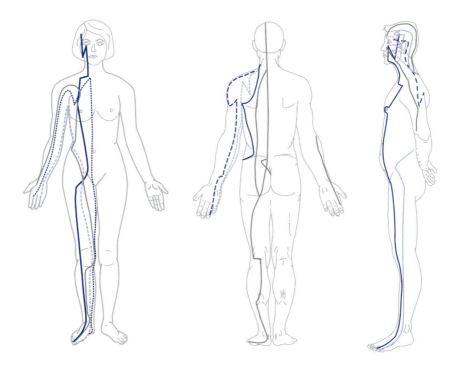

Abbildung 3: Meridiane Yin und Meridiane Yang

Die Yin-Meridiane beginnen am Fuß, verlaufen über die Innenseite des Beines zur Brust, dann über die Vorderseite der Schulter und schließlich durch die Ellenbeuge zur Handinnenseite. In den Fingerspitzen gehen die Energien dann von den Yin- in die Yang-Meridiane über. Die Yang-Meridiane führen von den Fingerspitzen zu den Ellenbogen und über die Schulter von hinten zum Kopf, von dort verlaufen sie über den Rücken und hinten entlang der Beine zu den Zehen. Hier schließt sich der Kreislauf einer Körperseite.

„Im Krankheitsfall sind diese Pulse gestört, und eine Vielzahl von verschiedenen Spannungszuständen – Härte, Völle, Ruhe, Über- und Unteraktivität – lässt sich ertasten. Ein erfahrener Akupunkteur kann Hunderte von verschiedenen Variationen in den Pulsen unterscheiden. Auf diese Weise stellt er fest, welche Meridiane ins Gleichgewicht gebracht werden müssen." (Aus: „Handbuch alternativer Heilweisen")

In der TCM wird ja kein Organ isoliert betrachtet, sondern immer im Zusammenspiel mit dem gesamten Körper gesehen, denn jedes Organ ist für das harmonische Funktionieren des Ganzen von gleicher Wichtigkeit.

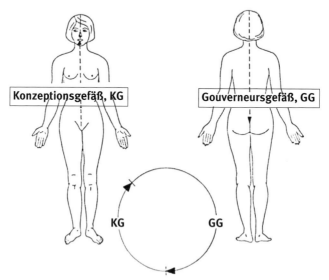

Abbildung 4: Konzeptions- und Gouverneursgefäß

Die Meridiane sind durchaus keine nur „gedachten" Linien: In den 1960er Jahren gelang es dem koreanischen Professor Kim Bong Han, die Meridiane fotografisch nachzuweisen.

1992 konnten die Meridiane messtechnisch nachgewiesen und aufgezeichnet werden. Hierzu wurde ein Radionuklid, Technetium 99, als Tracersubstanz in Akupunkturpunkte, Lymphgefäße, Venen und neutrales Gewebe eingespritzt. Anhand der Darstellung der Verlaufsformen und Fließgeschwindigkeiten konnten die Meridiane eindeutig nachgewiesen werden (Deutsche Zeitschrift für Akupunktur 2/1992, Haug-Verlag).

Mit der Akupunktur können die folgenden Krankheiten behandelt werden:
- Respirationstrakt:
  Akute Sinusitis (Nasennebenhöhlenentzündung)
  Akute Rhinitis (Nasenschleimhautentzündung, umgangssprachlich Schnupfen)
  Allgemeine Erkältungskrankheiten
  Akute Tonsillitis (Mandelentzündung)
- Bronchopulmonale Erkrankungen:
  Akute Bronchitis
  Asthma bronchiale (Bronchialasthma)
- Augenerkrankungen:
  Akute Konjunktivitis (Augenbindehautentzündung)
  Zentrale Retinitis (Netzhautentzündung)
  Myopie, bei Kindern (Kurzsichtigkeit)
  Katarakt (grauer Star)
- Erkrankungen der Mundhöhle:
  Zahnschmerzen
  Schmerzen nach Zahnextraktion
  Gingivitis (Mundschleimhautentzündung)
  Akute und chronische Pharyngitis (Rachenentzündung)
- Gastrointestinale Erkrankungen:
  Ösophagus- und Kardiospasmen
  Singultus (Schluckauf)

Gastroptose (Magensenkung)
Akute und chronische Gastritis
Hyperazidität des Magens (Magenübersäuerung)
Chronisches Ulcus duodeni (Zwölffingerdarmgeschwür)
Akute und chronische Colitis (Dickdarmentzündung)
Akute bakterielle Dysenterie (Ruhr, Durchfall)
Obstipation (Verstopfung)
Diarrhö (Durchfall)
Paralytischer Ileus (Darmverschluss)

- Neurologische und orthopädische Erkrankungen:
Kopfschmerzen
Migräne
Trigeminusneuralgie
Fazialisparese (Gesichtslähmung)
Lähmungen nach Schlaganfall
Periphere Neuropathien (Nervenschmerzen)
Poliomyelitislähmung (Kinderlähmung)
Menière Krankheit (Drehschwindel, Ohrgeräusche)
Neurogene Blasendysfunktion (Blasenentleerungsstörung)
Enuresis nocturna (Bettnässen)
Interkostalneuralgie
Schulter-Arm-Syndrom
Periarthritis humeroscapularis
Tennisellenbogen
Ischialgie, Lumbalgie
Rheumatoide Arthritis

(WHO-Indikationsliste für Akupunktur
(Liste der Weltgesundheitsorganisation)

Die Akupunkt-Massage nach Penzel (APM)

Was ist nun das Besondere an der Akupunkt-Massage nach Penzel? Ähnlich wie die Akupunktur basiert sie auf der Meridian- beziehungsweise auf der Energielehre.

Aber:

- Im Unterschied zur Akupunktur, die ja P u n k t e behandelt, werden bei der APM durch massageartige Tonisierung ganze Meridiane und Meridiangruppen stimuliert. Der Vorteil: Es werden größere Therapieerfolge erreicht als bei der Beschränkung auf einzelne Punkte.

- Im Unterschied zur Akupunktur wird die Haut nicht durch Nadelstiche „verletzt". Der Vorteil: Angstfreiheit der Patienten, die sich eventuell vor den Nadelstichen fürchten; da keine noch so geringe Verletzungsgefahr besteht, gibt es auch kein Infektionsrisiko.

Wie die Akupunktur ist auch die APM ein ganzheitliches Heilverfahren. Das bedeutet, dass ein Organ oder gar ein Symptom nicht isoliert für sich betrachtet wird, sondern dass der behandelnde Therapeut es immer im Gesamtzusammenhang mit dem ganzen Körper sieht. Da die APM auf der chinesichen Energielehre basiert, ist der wichtigste Gesichtspunkt, dass ein ungestörter Energiefluss Grundvoraussetzung für das Wohlbefinden eines Menschen ist, während Stauungen zu Krankheiten führen. Nur wenn das Wechselspiel zwischen Yin und Yang ausgewogen ist, fühlt der Mensch sich gesund und im Einklang mit sich selbst. Dann kann auch unser körpereigenes Immunsystem effektiv auf Krankheitserreger (Bakterien) reagieren und diese fernhalten oder neutralisieren.

Aber es gibt viele Faktoren, die von außen her Yin und Yang und damit unser Immunsystem „durcheinander" bringen können, also die Harmonie oder das Chi stören. Diese Faktoren gab es in verschiedenster Form zu allen Zeiten – auch unsere Vorfahren lebten nicht „besser", genauso wie die „gute alte Zeit" so gut gar nicht war. Jedes Zeitalter stellt seine besonderen Anforderungen an den Menschen! In unserer Zeit sind die „Störfaktoren" vor allem:

- Stress
- Überaktivität (der sogenannte „Freizeitstress")
- falsche Ernährung
- Umweltbelastungen

All diese Faktoren führen zu Disharmonien, zu einem fehlenden Gleichklang von Yin und Yang. Die kosmische Lebenskraft Chi kann nicht frei fließen. So entstehen oft schmerzhafte Verspannungen und auch ernsthafte Erkrankungen. Der Begründer der Elekroakupunktur Dr. Reinhold Voll (1909-1989) stellte denn auch lapidar fest: „Schmerz ist der Schrei des Gewebes nach fließender Energie!"

Ein klassischer APM-Fall
Eine typische Energieflussstörung beschreibt Dr. Harald Chavanne, Facharzt für Orthopädie und orthopädische Chirurgie, in der „Erfahrungsheilkunde" (1/96) anhand der Erkältung, indem er die verschiedenen Phasen des Kranksheitsverlaufes aus energetischer Sicht darstellt:

- Im ersten Stadium (Frösteln, Unterkühlung) befindet sich das Meridiansystem in einem Zustand der Leere. Therapie: Energiezufuhr durch Wärme (Wärmflasche, heiße Getränke etc.).
- Darauf folgt das akute Stadium, bei dem durch eine gesteigerte Durchblutung, vermehrte Ausscheidung von Sekreten (Husten, Schnupfen) und Erhöhung der Körpertemperatur bis hin zum Fieber eine energetische Fülle im Meridiansystem entsteht. Therapie: energieableitende Maßnahmen wie Wadenwickel, kühlende Getränke usw.

Anhand dieses einfachen, uns allen bekannten Beispiels können wir das Prinzip der APM erkennen: krankmachende Energieleere muss „aufgefüllt" werden, eine „Überfülle" an Energie muss abgeleitet werden. Dies alles macht die Akupunkt-Massage auf sanfte, aber nachhaltige Art und Weise möglich, wie wir in den Kapiteln, die die einzelnen Erkrankungen behandeln, sehen werden.

Ergänzend sei an dieser Stelle darauf hingewiesen, dass nach dem Akutstadium, wo ein Abziehen der Energie durch z.B. Kälteanwendungen angezeigt ist, bei allen nicht richtig auskurierten Krankheiten ein Stadium folgt, in dem die Krankheit chronisch wird. Auch in dieser Phase kann die Akupunkt-Massage nach Penzel häufig sehr gut helfen. Die Art der Anwendung ist dann fast gleich wie im Anfangsstadium einer Erkrankung, also gänzlich anders als im Akutstadium.

Wie geht eine APM-Behandlung vor sich?

In derselben Zeitschrift erklärt Dr. H. Chavanne, wie die APM-Behandlungsmethode angewendet wird: „Mit der Fingerbeere des Mittelfingers übt der Behandler einen sanften Druck auf eine kleine Metallkugel am Ende eines Metallstäbchens aus, während er die Kugel entlang des zu behandelnden Meridians führt, um in diesem das Fließen der Steuerungsenergie „Chi" in die Flussrichtung des Meridians anzuregen. Dabei entsteht auf der Haut als Reizantwort meist eine leichte Rötung im Sinne eines Dermographismus oder eine sichtbare Ablassung, welche einen Hinweis auf die erfolgreiche Stimulierung des Meridians geben."

> Dermographismus = Nachrötung oder Quaddelbildung der Haut bei Bestreichen mit stumpfen Gegenständen

Das Hauptstichwort dieses Textausschnittes ist „sanft". Auch die Akupunktur ist kein „aggressives" Heilverfahren, aber noch patientenfreundlicher – gerade bei Menschen, die Angst vor den Akupunkturnadeln haben – ist die APM. Angst ist ein wesentlicher Hinderungsfaktor für jede medizinische Behandlung! Wer sich angstfrei in eine Behandlung begeben kann, trägt wesentlich zu deren Erfolg bei!

Und damit sind wir bei einem weiteren, sehr wichtigen Punkt: Die Mitarbeit des Patienten ist von größter Bedeutung für den Heilerfolg. Wer mit Angst oder Skepsis eine Behandlung lediglich „über sich ergehen lässt", hat wenig Aussichten auf Heilung. Aus diesem Grunde ist das Patientengespräch vor der Behandlung, die Anamnese, von so großer Bedeutung bei der APM.

> Anamnese (aus dem Griechischen „Erinnerung") ist das Erfragen der Lebensgeschichte eines Patienten oder der Vorgeschichte einer Krankheit durch den Arzt oder Therapeuten

Vorbereitung der Akupunkt-Massage nach Penzel

Gehen wir noch einmal auf den Artikel von Dr. Chavanne zurück: „Die klassische Forderung, dass vor jeder Therapie die Diagnose stehen soll, gilt in ganz besonderem Maße für die Akupunkt-Massage nach Penzel, und zwar in zweierlei Hinsicht:

- Durch klinische Abklärung und Diagnose wird entschieden, ob der Patient für eine physikalische Therapie und somit für die APM geeignet ist.
- Vor jeder Behandlungssitzung wird ein „energetischer Befund" erhoben, der das therapeutische Vorgehen steuert und eine Grundvoraussetzung für eine erfolgreiche Akupunkt-Massage bildet, denn es muss unterschieden werden, welche Meridiangruppen oder welcher einzelne Meridian unter einem Mangel an „Chi", der fließenden Steuerungsenergie, leidet oder an einem Überschuss. Der Ausgleich solcher Unterschiede, also die gleichmäßige Verteilung über das ganze Meridiansystem, ist das therapeutische Ziel der APM."

Bei Punkt 1 handelt es sich um eine klassische, aber überaus ausführliche Anamnese, also die Aufnahme der Krankengeschichte unter Berücksichtigung der biografischen Verhältnisse (Familiengeschichte, berufliche Situation usw.). Eine solche Anamnese ist (in den meisten Fällen in verkürzter Form) für jeden Arzt (auch den Fach- und Notarzt) von großer Bedeutung, um Besonderheiten der Krankheitsentstehung erkennen zu können. Der „gute alte Hausarzt" macht sich besonders viel Mühe damit, weil er – oft unbewusst – davon ausgeht, dass „alles mit allem" zusammenhängt und damit durchaus der Lehre von den Energiefeldern folgt, die das Leben eines Menschen bestimmen können.

Punkt 2 ist ein wesentlich differenzierteres Verfahren, das aus der chinesischen Medizin stammt und inzwischen vermehrt von westlichen Ärzten akzeptiert und übernommen wird. Um Störungen im Energiekreislauf festzustellen, muss der APM-Therapeut zunächst einmal herausfinden, an welchen Stellen des Körpers sich zu viel Energie befindet und wo zu wenig. Dafür gibt es einfache und schnelle Testverfahren. Mit einem kleinen Massagestäbchen streicht er mit sanftem Druck auf bestimmten Bahnen – den Meridianen – über die Haut. Manche Masseure verlassen sich bei der Aufnahme des „energetischen Befundes" auf das Gefühl in ihren Fingerkuppen. Willy Penzel verwendete anfangs Stäbchen aus Kirschbaumholz. Schon nach wenigen Strichen verspürt der Patient ein angenehmes, warmes Fließen in seinem Körper. Auch wenn vielleicht nur an den Beinen, dem Bauch und den Armen gearbeitet wurde, wird dabei der gesamte Körper mit all seinen verschiedenen Funktionen angesprochen!

> In der fernöstlichen Heilmethode ist – verkürzt ausgedrückt – jede Krankheit eine Störung im Energiekreislauf des Körpers. Über diesen Energiekreislauf werden alle Funktionen im Organismus reguliert und kontrolliert, damit überall genau die richtige Energiemenge vorhanden ist, die das Organ, die Drüse, den besonderen Kreislauf des Blutes, der Nerven usw. zur reibungslosen Arbeit benötigt. Erkrankt ein Patient nun beispielsweise am Magen, so liegt aus der Sicht der TCM eine Störung im Energiekreislauf vor. Dies trifft im Grunde auch auf so gut wie alle anderen Erkrankungen zu – beispielsweise Rückenschmerzen, Migräne, Verdauungsstörungen usw.

Gleiche Ursache bei vielen Erkrankungen

Was kann der Therapeut nun aus diesem „Probestrich" erkennen? Welche Erkenntnisse gewinnt er für die spezifische Behandlung dieses Patienten?

Die Heilpraktikerin Uta Krause erläuterte dies an folgendem Beispiel: Ein Patient leidet unter Migräne. Das bedeutet: sein Organismus zeigt Störungen in seinem Fließgleichgewicht mit der Symptomatik Migräne. Über den „Probestrich" wird nun der energetische Zustand im Yin- und Yang-Gleichgewicht getestet. Dieser Strich wird geführt von der Unterkante der Symphyse (= Schambeinfuge) entlang der Linea alba (= der Sehnenstreifen in der Meridianlinie der Bauchwand zwischen Symphyse und Brustbein) bis hin zum Bauchnabel.

Die Reizung dieser Linie durch den Probestrich bewirkt eine Energieverlagerung vom Yang-Versorgungsgebiet in das Yin-Gebiet des Körpers.

„Der Kopf wird größtenteils von Yang-Meridianen energetisch versorgt. Wird ein tonisierender (= den Anspannungszustand von Muskeln, Gefäßen oder Nerven stärkend, kräftigend) Reiz im Verlauf des Konzep-

Akupunkt-Massage nach Penzel

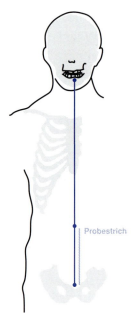

Abbildung 5: Probestrich – wird von der Symphyse zum Bauchnabel auf dem Gouverneurgefäß durchgeführt

tionsgefäßes, der „Mutter des Yin", wird dadurch das gesamte Yang entlastet." (Uta Krause)

Energiefülle
Verändert sich dabei der Migräneschmerz und wird vom Patienten nicht mehr als so aggressiv empfunden, so lautet der „energetische Befund": Migräne auf der Basis einer Energiefülle. Die Therapie wird dann tonisierende Reize im Yin-Bereich verwenden. Beispielsweise durch
- Punktreize auf den Yin-Meridianen
- eine SAM ventral (eine sanfte Bauchmassage), wobei entlang aller Yin-Bereiche sanft massiert wird
- ein heißes Fußbad
- eine Wärmeanwendung auf dem Bauch

Energieleere

Verändert sich dagegen der Migräneschmerz beim Probestrich nicht, sondern zentriert sich und wird eher noch „spitzer", so lautet der „energetische Befund": Migräne auf der Basis einer Energieleere. Die versorgenden Meridiane hatten ohnehin schon wenig Energie, durch den Probestrich wird noch mehr Energie entzogen. Folge: Der Patient reagiert mit vermehrten Schmerzen.

Die Therapie wird deshalb tonisierende Reize im Yang-Bereich verwenden, beispielsweise
- Punktereizungen der Yang-Meridiane
- eine SAM dorsal (eine sanfte Rückenmassage)
- eine kräftige Kopfmassage (möglicherweise bei einem Friseurbesuch)
- Rotlichtbestrahlung

Yin- oder Yang-Schmerzen?

> Alle Schmerzen, die sich nach dem Probestrich verringern, also auf Energiefülle im betroffenen Bereich hindeuten, verlangen nach einer Behandlung im Yin-Versorgungsgebiet.
>
> Alle Schmerzen, die sich nach einem Probestrich verschlimmern, also auf eine Energieleere im betroffenen Bereich hindeuten, verlangen nach einer Behandlung im Yang-Versorgungsgebiet.

Neben der Diagnose durch den Probestrich können Leere- und Fülle-Zustände vom Therapeuten auch durch eine energetische Befunderhebung über die Ohr-Reflexzonen festgestellt werden.

Die Aurikuloakupunktur (Akupunktur im Ohrmuschelbereich) wurde 1958 von dem französischen Arzt P. Nogier entwickelt und beruht auf der Tatsache, dass sich im Ohr Reflexzonen befinden, die mit den Körperzonen korrespondieren und die zur Diagnostizierung von Erkrankungen im entsprechenden Körperbereich herangezogen werden können.

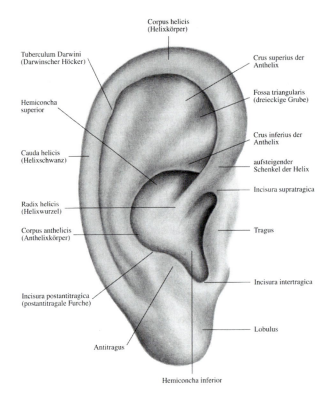

Abbildung 6: Ohrkarte

Außerdem wird der Therapeut den Patienten im Anschluss an jede APM-Behandlung nach seiner subjektiven Befindlichkeit befragen. Dabei kommt es nämlich zu einem Auf- und Abschwellen der Symptome, die Willy Penzel als „Ebbe-und-Flut-Effekt" bezeichnete.

Ebbe-und-Flut-Effekt	Durch die Meridianbehandlung wird ein Ausgleich zwischen Energiefülle und -leere erreicht. Es kann bis zu 48 Stunden dauern, bis dieser energetische Idealzustand wieder hergestellt ist. In diesem Zeitraum wird in einer Art „Pendelbewegung" nach und nach der Ausgleich zwischen diesen Energiezuständen erreicht. Im Abstand von etwa zwei Stunden können sich dabei die jeweiligen Beschwerden immer wieder verstärken bzw. abflachen.

Energetische Störfeldbehandlung

Der Begriff Störfeld stammt aus der Neuraltherapie, einer von dem deutschen Mediziner Dr. Ferdinand Huneke (1891-1966) eingeführten Heilmethode, die das Nervensystem in den Vordergrund jedes krankhaften Prozesses stellt. Man versteht darunter eine Körperregion, deren nervliche Verbindung mit einem Herd zu einer Reizüberempfindlichkeit führt. Die örtliche Behandlung an einem Störfeld kann Schmerzfreiheit an einer entfernten Körperregion herbeiführen. Nach den Erkenntnissen, die wir in den vorangegangenen Kapiteln gewonnen haben, stehen ja die Energieflüsse im Körper über das Meridiansystem in Verbindung. Betrachtet man diese Meridianverläufe, so kann man sehr leicht nachvollziehen, dass beispielsweise eine „störende" Narbe am Bauch Einfluss auf den Rücken und die Bandscheiben haben kann oder dass ein „blockiertes" Kreuz-Darmbein-Gelenk den versorgenden Blasen-Meridian beeinflusst. Selbst Ohrringe – ob als Clips oder in durchstochenen Ohrlöchern getragen – und vor allen Dingen die modischen Piercings können unter Umständen als Störfelder wirken und Energiebahnen blockieren. Die Folge können schmerzhafte Leiden an einer weit entfernten Körperstelle sein!

Der Energie-Stern

Aufgrund seiner Erkenntnisse, die er aus der chinesichen Medizin schöpfte, entwarf Willy Penzel den „Energie-Stern". Dieser wird auch als Meridian-Uhr bezeichnet.

Im Energie-Stern wird graphisch dargestellt, wie die Lebensenergie innerhalb eines Tages alle Meridiane und Organe des Körpers durchströmt. Dabei folgt sie der im Energie-Stern schematisch dargestellten Reihenfolge: Jeder Meridian entfaltet für jeweils zwei Stunden seinen Höchstwert an Energie. Etwa alle zwei Stunden befindet sich also immer einer der zwölf Meridiane in einem Zustand der „Energiefülle". Der jeweilige „Oppositionsmeridian", der also dem betreffenden Meridian gegenüberliegt, befindet sich zu diesem Zeitpunkt in einem Zu-

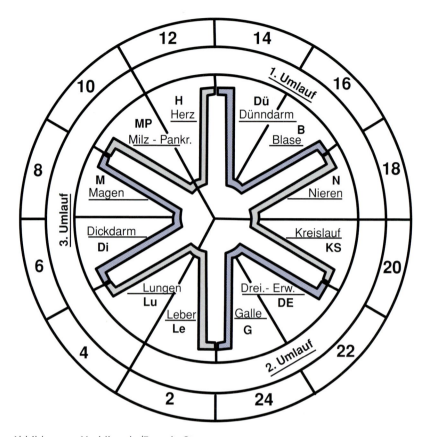

Abbildung 7: Meridianuhr/Energie-Stern

stand der „Energieleere", weist also ein Minimum an „Chi" auf. Diese Lebensenergie „Chi" durchfließt ständig die zwölf Meridianpaare des Körpers in drei „Umläufen" zu je vier Meridianen, jeweils zwei Yin- und zwei Yang-Meridiane pro Körperseite. Sie fließt dabei von einem Meridian zum anderen weiter, indem sie Verbindungsstrecken, also Übergänge, zwischen den Meridianen durchläuft.

Das bedeutet beispielsweise:
- In der Zeit von 7 bis 9 Uhr morgens befindet sich der Magenmeridian auf seinem Energiehoch. In dieser Zeit ist der Magen besonders gut

auf die Aufnahme von Nahrung eingestellt. Dagegen befinden Kreislauf und Nieren sich jetzt in ihrem energetischen Minimum.
- Um die Mittagszeit, zwischen 12 und 14 Uhr, entfaltet das Herz seine maximale Energie, weshalb gerade in dieser Zeit auch besonders viele Herzprobleme auftreten.
- Zwischen 4 und 5 Uhr morgens erreicht die Lunge ihr Energiemaximum. In dieser Zeit haben beispielsweise Asthmapatienten die größten Probleme mit der Atmung, weil die im Lungenmeridian aufgestaute Energie nicht ungehindert in den benachbarten Dickdarm-Meridian fließen kann.

Dorit Niehaus erklärt in ihrem Artikel „Die Akupunkt-Massage nach Penzel" (Natur und Heilen, 8/99) sehr einleuchtend, weshalb nicht an der betroffenen Stelle, sondern am gegenüberliegenden Meridian gearbeitet wird:
„Auf jeder Körperseite des Menschen befinden sich sechs Meridianpaare, die aus einem Yin- und einem übernehmenden Yang-Meridian bestehen."

Yin-Prinzip	Yang-Prinzip
Herz	Dünndarm
Lunge	Dickdarm
Leber	Gallenblase
Niere	Magen
Milz	Dreifacher Erwärmer
Kreislauf-Sexus	Harnblase

Wenn entsprechend dem Energiestern ein Organ seine energetische Maximalzeit aufweist, befindet sich das ihm auf diesem Stern gegenüberliegende Organ in einer minimalen energetischen Phase. „Darin liegt das ganze Geheimnis der Akupunkttherapie: Energie in den gegenüberliegenden Meridian zu verlagern, um die Fülle zu nehmen." Dies kann beispielsweise der erste Schritt in der Notfalltherapie bei einem Herzpatienten sein, der mit hohem Blutdruck und unter Schmerzen auf seine Behandlung wartet. Durch die Reizung des dem Herzmeridian gegenüberliegenden Meridians kann dem Herzen schnellstmöglich Entlastung und Beruhigung verschafft werden. Andererseits kann bei Migräneanfällen und Gallenkoliken (bei denen ja eine Energiefülle im Gallenmeridian besteht), durch Reizausübung auf den gegenüberliegenden Herzmeridian ohne Medikamentengabe geholfen werden.

Noch ein weiteres Beispiel wird angeführt: der „Hexenschuss". Bei diesem ist der Blasenmeridian betroffen, der sich vom Auge über den Kopf, die Wirbelsäule entlang, über die Hüfte in den kleinen Zeh hinabzieht.

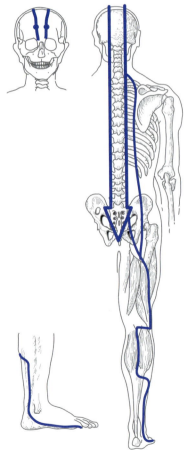

Abbildung 8: Der Blasenmeridian versorgt die Wirbelsäule und die Bandscheiben mit Energie

Wenn sich dieser Meridian in einem Zustand der Energiefülle befindet, also Schmerzen verursacht, wird in der Akupunkt-Massage durchaus nicht der schmerzende Rückenbereich behandelt, sondern Arme und Bauch. Dort nämlich befinden sich die gegenüberliegenden Meridiane für Niere und Lunge, durch die überschüssige (schmerzende) Energie vom Rücken (Yang-Bereich) in den Bauchbereich (Yin-Bereich) abgeleitet und damit gewissermaßen unschädlich gemacht werden.

Diese Energieverlagerung ist nicht nur von hinten nach vorn, sondern auch von der rechten zur linken Körperseite (und umgekehrt) möglich. Ein Patient, dem das chinesische Heilwissen fremd ist, wird dabei vor einem Rätsel stehen und mitunter an Wunderheilung glauben! Auch dazu wieder ein Beispiel:

- Gesetzt den Fall, Sie sind gestürzt und haben dabei Ihren rechten Knöchel verletzt. Dieser ist geschwollen und schmerzt. Die Akupunkt-Massage wird sich dann weniger um das rechte Bein kümmern, sondern vielmehr um das linke – weil sich dort der gegenüberliegende Meridian befindet.
- Auf diese Weise können auch manche Schmerzen unter einem Gipsverband gelindert werden – indem nämlich die gegenüberliegenden Punkte gereizt werden, während man ja unterhalb des Gipsverbandes nicht arbeiten kann.

> Einer der wichtigsten Grundsätze der APM:
> „Der Energiekreislauf steuert alle Funktionen des Organismus!"
> Ist dieser Kreislauf unterbrochen oder gestört, kommt es zu Erkrankungen. Die Energie kann nicht frei fließen, kann die Meridiane und dazugehörigen Organe nicht erreichen und versorgen. Also kommt es dort zu Funktionsstörungen. Ziel der APM ist es, diese Störungen zu beseitigen, indem sie der Lebensenergie wieder ein freies Fließen ermöglicht.

Die Energie muss fließen

So bereiten Sie sich auf die Untersuchung vor

Bei der Akupunkt-Massage nach Penzel werden das aktive Interesse und die Mitarbeit des Patienten an seiner Gesundung nicht nur geduldet, sondern sind sogar erwünscht. Sie sind für den dauerhaften Heilerfolg von großer Bedeutung. Dies bedeutet in erster Linie, dass Sie sich mit den Grundprinzipien dieser Behandlung vertraut machen. Wenn Sie verstehen, warum der Therapeut Sie auf diese Art behandelt, werden Sie auch seinen notwendigen Anweisungen leichter folgen können. Es gibt nämlich verschiedene Arten von Patienten:

- Patienten, die so verzweifelt und schmerzgeplagt sind, dass sie blindlings allen Anordnungen folgen
- Patienten, die aus lauter Respekt vor dem weißen Kittel ihre Selbstbestimmung aufgeben
- Patienten, die ihre Eigenverantwortung abgeben, weil sie ihren Körper als Gerät betrachten, das Service braucht
- Patienten, die ihre Schmerzen loswerden wollen, in diesen aber eine dringende Körperbotschaft sehen und deshalb aktiv an sich selbst arbeiten möchten – mit Hilfe des geeigneten Therapeuten

Letztere sind es, die die besten Behandlungserfolge bei der Akupunkt-Massage nach Penzel erzielen!

Dass Sie leiden, ist unbestritten – sonst würden Sie ja nicht therapeutische Hilfe suchen. Aber dass Sie auch noch eine Entmündigung durch die „Halbgötter in Weiß" erdulden sollen, ist durch nichts gerechtfertigt. Es ist Ihr Körper, der krank ist. Sie haben das Recht darauf zu wissen, was mit diesem geschieht. Ärzte haben ein langes Studium hinter sich. Ihre Arbeitszeiten als Assistenzärzte sprechen jeder Arbeitszeitverordnung Hohn, besonders auf einem so verantwortungsvollen Posten. Trotzdem sollten auch Ärzte nie vergessen, dass sie Ihnen dienen. Die letzte Entscheidung über das, was mit Ihnen geschieht, liegt bei Ihnen selbst! Dazu gehört eine umfassende Information. Lassen Sie sich also nie mit unverständlichen Fremdworten

> Das Wort „Patient" stammt übrigens aus dem Lateinischen und bedeutet: Der Leidende, der Duldende

abspeisen, sondern fragen und hinterfragen Sie alles, was Sie nicht verstehen! Nur dann können Sie eigenverantwortlich entscheiden!

Erst wenn Sie genau über die Erkrankung und die Therapiemaßnahmen informiert sind, werden Sie auch bestimmte Regeln einhalten, auf denen die APM bestehen muss, damit sich ein Erfolg zeigt. Dazu einige Beispiele:

- Trockenbürsten ist zwar eine gute Vorbeugungsmaßnahme – aber während einer APM-Behandlung nicht angebracht, sondern eher schädlich. Dadurch können möglicherweise die Energieströme, an denen Ihr Therapeut gerade arbeitet, erneut blockiert werden.
- Auch zusätzliche „normale" Massagen können aus demselben Grund die Heilung durch APM blockieren.
- Dies trifft auch für Wärme- oder Kälteanwendungen (beispielsweise bei Gelenkschmerzen) zu, sofern diese nicht mit der APM-Therapie abgestimmt sind.
- Es gilt ebenfalls für sehr kaltes oder heißes Duschen und für Wechselduschen sowie für Sauna- und Solariumbesuche.

Alle diese Maßnahmen können durchaus eine sinnvolle Ergänzung zur APM-Therapie sein! Aber gerade aus diesem Grunde sollten Sie sie vorher mit Ihrem APM-Therapeuten besprechen – möglicherweise sind in Ihrem Fall ganz andere Maßnahmen notwendig und die von Ihnen gewählte Zusatztherapie würde der APM-Behandlung entgegenwirken. So würde Ihnen also nicht nur nicht geholfen, sondern möglicherweise sogar geschadet. Besprechen Sie deshalb unbedingt alle diese Dinge offen mit Ihrem Therapeuten. Er wird Ihnen ausführlich erklären, was die für Sie speziell entworfene Therapie unterstützen und was sie behindern könnte. Arbeiten Sie aktiv mit! Dadurch helfen Sie Ihrem Therapeuten, Ihnen zu helfen!	*Therapie-Ergänzung vorher abklären*

Ganz wichtig: Erschrecken Sie nicht über die ersten Reaktionen Ihres Körpers auf die APM-Behandlung. Genau wie bei der homöopathischen Behandlung können sich Ihre Symptome zunächst verstärken. Das ist kein schlechtes, sondern ein gutes Zeichen! Denn daran können Sie erkennen, dass Ihr Körper auf die Behandlung anspricht.

Es können beispielsweise folgende Reaktionen auftreten:
- Sie können kurzfristig unter Kopfschmerzen leiden.
- Ein milder Schüttelfrost kann auftreten.
- Manchmal kommt es zu einer leichten Temperaturerhöhung.
- Auch eine leichte Übelkeit kann auftreten.
- Möglicherweise müssen Sie öfter als sonst Wasser lassen.

Wichtig:
Diese Reaktionen **können**, aber **müssen** nicht auftreten. Falls Sie diese oder ähnliche Reaktionen bei sich verspüren, werden diese nach spätestens zwei Tagen abgeklungen sein (siehe: Ebbe-und-Flut-Effekt, Seite 38). Sehen Sie diese Reaktionen unbedingt als positive an! Denn sie bedeuten, dass die angewendete Therapie Ihnen helfen kann. Der Therapeut möchte in Ihrem Körper ja etwas in Bewegung bringen, was bislang blockiert war, und damit die Selbsthilfe Ihres Körpers aktivieren.

Es handelt sich also immer um eine gewollte Behandlungsreaktion – und nicht etwa um eine unerwünschte Folge oder gar um einen Behandlungsfehler! Freuen Sie sich darüber, dass Ihr Körper auf die Reizung „antwortet". Beobachten Sie sich deshalb selbst nach den Behandlungen ganz genau und berichten Sie Ihrem Therapeuten vor der nächsten Behandlung ganz genau darüber. So helfen Sie ihm – und sich.

Wie Sie die Behandlung optimal unterstützen können

Befolgen Sie genau die Aussagen der Therapeuten, die Ihnen gegebenenfalls raten, dieses oder jenes zu tun oder lieber wegzulassen.

Lesen Sie sehr aufmerksam die Patienteninformation, die Sie von Ihrem Therapeuten erhielten.

Weisen Sie Ihren Behandler auf jede noch so kleine Narbe hin. Narben können als Störfelder alle möglichen Erkrankungen auslösen. Eine klitzekleine Narbe am Zeigefinger kann zu einseitigen Heuschnupfen (allergische Reaktion) führen. Eine Narbe nach einer Wirbelsäulenoperation kann später Kopfschmerzen verursachen, eine Schilddrüsen-OP-Narbe eine Trigeminusneuralgie, Brustoperationsnarben können Schilddrüsenüber- bzw. unterfunktionen zur Folge haben. Sterilisationsnarben (häufig winzige Schnitte im Schamhaarbereich) können später Asthma oder Bronchitis auslösen.

Frauen sollten unbedingt an Dammnarben (Risse oder Schnitte) denken, die durch die Entbindung entstanden sind, wenn der Beginn von Beschwerden (Migräne, Kopfschmerzen, Regelschmerzen usw.) mit der Narbenentstehung in zeitlichen Zusammenhang gebracht werden kann oder die Beschwerden zyklisch auftreten. Beispiel: Früher hatten Sie fast nie Kopfschmerzen. Seit ihr Kind auf der Welt ist, haben Sie häufig diese Probleme. Hier kann der Dammriss oder die Dammnarbe ursächlich für die Beschwerden verantwortlich sein. Ihnen kann höchstwahrscheinlich mit der Akupunkt-Massage geholfen werden.

Sie sollten schon nach dem Baden oder Duschen Ihren Energiekreislauf pflegen, indem Sie sich nach einer ganz bestimmten Art und Weise abtrocknen:

Sie trocknen zuerst die Mitte des Bauches und des Oberkörpers so ab, dass Sie das Handtuch von der Schambehaarung bis zur Unterlippe führen. Anschließend Nase, Stirn und Haare von vorn nach hinten und den Rücken von oben nach unten abtrocknen. Danach zuerst am rechten Bein von der Fußsohle, über die Innenseite des Ober- und Unterschenkels über die rechte Bauchseite zur rechten Brust, dann über die Innen-(Beuge-)seite des Ober- und Unterarmes zur Handinnenfläche. Von hier aus trocknen Sie sich den Handrücken zum Ellenbogen hin ab, gehen dabei über die Schulter, den Hals, von der rechten Wangenseite zur Stirn und von hier über den Schädel, den Rücken, die rechte Hüfte und die Außenseite von Ober- und Unterschenkel zum Fußrücken.

Danach führen Sie die gleichen Schritte auf der linken Körperseite aus, also von den Fußsohlen zur Handinnenfläche und von dort über die Handaußenfläche bis zum Fußrücken auf der Streckseite der Arme und Beine.

So pflegen Sie ohne großen Aufwand ganz nebenbei Ihren Energiekreislauf und tragen zur Gesunderhaltung bei.

Machen Sie es wie mit Ihrem Auto: Fahren Sie regelmäßig zur Inspektion, damit Sie unterwegs nicht liegen bleiben. Behandeln Sie Ihren Körper nicht schlechter als Ihr Auto. Gehen Sie regelmäßig zur Prophylaxe-Akupunkt-Massage nach Penzel und geben Sie sich damit die Chance, gesund zu bleiben.

Das sollten Sie wissen

Wie Sie inzwischen erfahren haben, wird bei der APM nicht unbedingt der schmerzende Bereich behandelt, sondern – entsprechend der Meridian-Therapie – der gegenüberliegende. Außerdem wissen Sie inzwischen, dass Schmuckstücke, Piercings usw. ihre Energiefelder beeinträchtigen können. Deshalb

- Legen Sie jeglichen Schmuck vor der Behandlung ab.
- Entkleiden Sie sich vollständig.
- Und das Wichtigste: Haben Sie Vertrauen zu Ihrem Therapeuten, indem Sie ihm alle Ihre Beschwerden und Selbstbeobachtungen mitteilen!

Selbstmassage

Natürlich lässt sich eine notwendige Therapie durch die Akupunkt-Massage nach Penzel nicht durch Selbsthilfemaßnahmen ersetzen. Dennoch können Sie, wenn Sie gesund sind oder gerade keine Therapie nötig haben, Ihren Energiekreislauf pflegen. Nehmen Sie sich täglich einige Minuten Zeit für die folgenden Massageübungen und vergegenwärtigen Sie sich dabei den Verlauf der Meridiane. Wenn Sie Probleme damit haben, lassen Sie sich von Ihrem Therapeuten eine kurze Einweisung geben.

- Stellen Sie sich bequem hin, die Füße leicht nach außen gekehrt.
- Legen Sie nun Ihre rechte Hand auf den Unterbauch.
- Atmen Sie langsam ein und streichen Sie sich dabei mit sanftem Druck der Handfläche über den Bauch, das Brustbein, den Hals bis zur Unterlippe.

- Ziehen Sie nun mit der Fingerbeere (= Fingerkuppe) rechts und links an den Lippen vorbei zum Nasensteg und weiter mitten über den Nasenrücken und über die Stirn.
- Stellen Sie nun die Fingerkuppen auf und streichen Sie über die Mitte des Kopfes durch die Haare und weiter über den Nacken und die obere Wirbelsäule – so weit sie bequem mit der Hand kommen.
- Nun übernimmt Ihre linke Hand die Energie im Wirbelsäulenbereich – so weit oben wie möglich – und führt sie, möglichst in der Ausatmungsphase, mit der Hand entlang der Wirbelsäule zum Gesäß und mit beiden Händen seitlich am Analspalt vorbei.
- Greifen Sie nun wieder nach vorn und ziehen Sie die Energie mit beiden Händen seitlich am Genitalbereich vorbei zum Unterbauch.

Über die beiden übergeordneten Gefäße – Konzeptions- und Gouverneurgefäß – haben Sie nun bei sich selbst den „Kleinen Kreislauf" aktiviert und indirekt auch den großen Körperkreislauf der Energie harmonisiert.

Auch wenn Ihnen die kleine Übung anfangs Schwierigkeiten bereiten sollte, üben Sie trotzdem täglich. Sie werden erstaunt sein, wie gelenkig Sie werden und vor allem, wie wohl und frisch Sie sich danach fühlen! Diese harmonisierende Eigenbehandlung können Sie mehrmals hintereinander ausführen und so oft Sie wollen im Laufe des Tages wiederholen.

So finden Sie einen guten Therapeuten

Wenn Sie einen Internet-Zugang haben, dann können Sie unter www.apm-penzel.de oder www.apm-penzel.com ein nach Ländern und Postleitzahlen gegliedertes Therapeutenverzeichnis aufrufen.

Daraus gehen alle wichtigen Daten hervor: Welche Ausbildung (Masseur, Physiotherapeut, Heilpraktiker, Arzt, Hebamme usw.) der Therapeut/die Therapeutin hat. Anschrift mit Telefonnummer und weiteren benötigten Daten erfahren Sie dort ebenfalls. Sie können auch schreiben an den

Internationalen Therapeutenverband
Akupunkt-Massage nach Penzel e.V.
Willy-Penzel-Platz 2
37619 Heyen

Bitten fügen Sie einen frankierten und an Sie adressierten Umschlag (DIN-A 5) bei für die Lieferung einer Therapeutenliste „Mensch". Es gibt auch ein Verzeichnis für „Tierbehandler".

Weiterhin können Sie unter der Telefonnummer (0049) (0) 5533/9737-0 beim oben genannten Verband nachfragen und bekommen sofort eine Adresse genannt.

Tipps für die Therapeutensuche

Alle so ermittelten Personen absolvierten zwar die gleiche Ausbildung in Akupunkt-Massage nach Penzel, arbeiten danach aber unterschiedlich intensiv und häufig damit. Somit gibt es Qualitätsunterschiede. Für alle in Erfahrung gebrachten Adressen empfiehlt sich zusätzlich folgende Vorgehensweise:

Wenn Sie in der ermittelten Praxis anrufen, fragen Sie als erstes, wie häufig der Therapeut/die Therapeuten täglich mit der Akupunkt-Massage nach Penzel arbeiten und welche Erfolge sie bei Ihrem konkreten Krankheitsbild haben.

Wenn Sie jetzt ausweichende Antworten bekommen oder Unsicherheit verspüren, lassen Sie sich Alternativ-Anschriften geben. Fahren Sie im Zweifelsfall lieber 20 bis 30 Kilometer weiter, um an eine(n) gute(n) und erfahrere(n) Therapeutin(en) zu kommen.

Sollten Sie eine Praxis ohne Voranmeldung aufsuchen, lassen Sie sich als erstes eine vom Internationalen Therapeutenverband Akupunkt-Massage nach Penzel e.V. herausgegebene Patienteninformation geben. Ist diese nicht vorrätig, sollten Sie schon misstrauisch werden und sich als Nächstes die Behandlungsräume zeigen lassen. Hängen dort an den Wänden keine Meridiankarten, keine Abbildungen vom Ohr und kein Energie-Stern und hat der Therapeut keine A.P.M.-Creme auf Lager, dann sollten Sie die Praxis unverrichteter Dinge wieder verlassen und sich eine neue Anschrift geben lassen.

Mit den APM-Therapeuten ist es genauso wie mit den Angehörigen anderer Berufsgruppen auch: Es gibt so'ne und solche.

Ausgewählte Meinungen von Ärzten zur Akupunkt-Massage

Haben Sie Vertrauen in Ihren Therapeuten und in die Methode der APM! Hier einige Stellungnahmen von Ärzten, die Akupunkt-Massage nach Penzel anwenden:

„… in meiner praktischen Arbeit als niedergelassener Kinderarzt werde ich täglich mehr mit einer Fülle von psychosomatischen Beschwerden bei Kindern wie Nabelkoliken, Dentitionsbeschwerden, Schlafstörungen, Kopfschmerzen konfrontiert. Durch Krankengymnasten, mit denen ich eng zusammenarbeite, konnte ich mich von der Wirksamkeit der Akupunkt-Massage nach Penzel überzeugen. Sie hat inzwischen vielen von mir betreuten Kindern und Heranwachsenden geholfen…"
(Dr. med. H. K., Kinderarzt, Reutlingen)

„Wir haben Frau V. A. (APM-Therapeutin – Anm.d.Verf.) in die Therapie 40 Patienten für die Akupunkt-Massage überwiesen. Von orthopädischer Sicht aus wurden alle diese Patienten mit gutem Erfolg behandelt. Dank der guten Resultate werden wir Frau V.A. weitere Patienten für diese Methode überweisen." (Dr. med. H.G. Sch., Orthopädische Chirurgie, Zürich)

„Hiermit wird bescheinigt, dass Herr D. unter einem hartnäckigen und teilweise therapieresistenten Zervikalsyndrom leidet. Nachdem unterschiedliche physikalische Behandlungsmaßnahmen keine durchgreifende Besserung brachten, wurde eine Akupunkt-Massage nach Penzel versucht, die bisher als einzige Therapiemaßnahme zu einer spürbaren Linderung der Beschwerden geführt hat." (Ärztliches Attest von Dr. med. B. L., Arzt für Orthopädie, Köln)

„Die Kenntnis der Energielehre wäre für die ganze Medizin, besonders für die Ärzte von großem Vorteil. Durch Beachtung dieser Gesetze bei Behandlungen von akuten Krankheiten käme es seltener zu chronischen Zuständen. (...) Der Idealzustand wäre, dass der Arzt die Energielehre kennt und mit einem Akupunkt-Masseur zusammenarbeitet." (Dr. F. D., prakt. Arzt, Graz)

Dies sind nur einige Briefe und Stellungnahmen von Ärzten zur Akupunkt-Massage nach Penzel. In den folgenden Kapiteln, die sich mit den einzelnen Krankheitsbildern beschäftigen, werden Sie auch die Meinung der behandelten Patienten kennenlernen.

Heilen und lindern mit der Akupunkt-Massage nach Penzel

Die Behandlung verschiedener Krankheiten und Beschwerden mit der Akupunkt-Massage nach Penzel

Die Behandlung von Kopfschmerzen und Migräne mit der Akupunkt-Massage nach Penzel

Unter Kopfschmerzen leidet wohl jeder gelegentlich einmal. Ruhe, eine kühlende Stirnkompresse, Pfefferminztee und notfalls auch eine Schmerztablette beheben das Problem schnell. Aber viele Menschen leiden ständig an Kopfschmerzen oder Migräneanfällen. Kopfschmerzen, die über längere Zeit bestehen, sind ein wichtiges Alarmzeichen des Körpers!

So hilft die Schulmedizin
Die Ursachen für länger andauernde oder gar ständige Kopfschmerzen müssen unbedingt vom Arzt abgeklärt werden. Die Diagnosemöglichkeiten der Schulmedizin sind vielfältig:
- Durch Blut- und Harnuntersuchungen lassen sich entzündliche Prozesse im Organismus, Störungen im Magen-Darm-Trakt, Stoffwechselerkrankungen und hormonelle Veränderungen feststellen.
- Mit Ultraschall, Röntgenaufnahmen und einer Angiographie (Darstellung der Gefäße auf dem Röntgenschirm nach Spritzung eines Kontrastmittels) lassen sich Gefäßveränderungen sowie feinste Strukturen und krankhafte Veränderungen im Knorpel-Knochenbereich erkennen.
- Durch ein Computer-Tomogramm (Schichtaufnahme) können Geschwulste, Tumore und andere krankhafte Prozesse entdeckt werden.
- Das Elektroenzephalogramm wird eingesetzt, um die Gehirnströme zu messen und auf diese Weise neurologische Störungen zu erkennen. Beim EEG werden auf der Kopfhaut Elektroden angebracht, die mit Messinstrumenten verbunden sind.

Unter Umständen muss ein von dauernden Kopfschmerzen geplagter Mensch mehrere Ärzte aufsuchen, um die Ursachen für seine Beschwerden abzuklären.

- Der Augenarzt kann feststellen, ob diese Schmerzen durch Sehstörungen oder beispielsweise eine falsche Brille verursacht werden.
- Der Frauenarzt wird sein Augenmerk auf mögliche hormonelle Veränderungen richten.
- Der Internist kann abklären, ob der Grund für ständige Kopfschmerzen Stoffwechselstörungen oder Lebensmittelallergien sind.
- Der Orthopäde untersucht, ob Muskelspannungen und Gelenkblockaden aufgrund einer Fehlhaltung der Wirbelsäule den Schmerz verursachen.

So hilft die APM bei Kopfschmerzen und Migräne
Die Therapie der Migräne mit der Akupunkt-Massage nach Penzel erfolgt entlang der Meridiane, die einen Energiemangel aufweisen. Auf diese Weise werden z.B. bei der Frau gynäkologische Probleme genauso mit beeinflusst wie Verdauungsstörungen, Veränderungen an der Wirbelsäule, Kopf- und Augenerkrankungen. Die Meridiane, die über den Bauch ziehen, sind „Versorgungskanäle" für die Organe, die darunter liegen – gleichzeitig sind sie aber auch Teile des ganzen Systems und leiten die Energie weiter.

Viele Frauen leiden erst nach einer Entbindung unter Migräneanfällen. Hier kann man mit relativer Sicherheit annehmen, dass die Narbe vom Dammschnitt, Dammriss oder Kaiserschnitt den freien Energiefluss störend unterbricht. Deshalb gehört eine Narbenbehandlung zu jeder Behandlungsserie mit der Akupunkt-Massage. Aber auch andere Narben können der Grund für Kopfschmerzen und Migräne sein. Ist die Verletzung noch so klein gewesen und vielleicht schon lange zurückliegend, so kann doch die heutige Erkrankung in direktem Zusammenhang mit der Narbe stehen. Die Narbe als solche bleibt natürlich auch nach der Behandlung bestehen – aber sowohl die Durchblutung als auch die energetische „Durchflutung" lassen sich positiv beeinflussen.

Die Meridiane, die von der Stirn über Kopf und Rücken zu den Füßen ziehen, stehen in direkter Verbindung mit dem Gebiet, in welchem die Migräne auftritt. Liegt nun eine Veränderung der Wirbelsäule vor und leidet der betroffene Patient „nur" an Muskelverspannungen, so sind diese Meridiane direkt betroffen. Die Akupunkt-Massage nach Penzel bewirkt, dass genau diese Energiebahnen wieder in die Lage versetzt werden, die Energie gleichmäßig und harmonisch fließen zu lassen. So lösen sich Muskelverspannungen und Wirbelsäulenprobleme wie von selbst – das Blut kann wieder gleichmäßig durch die Kopfarterien fließen, die Ursache der Migräne ist beseitigt und der Kopfschmerz verschwunden.

Aus der Praxis
Erfahrungsbericht über den Behandlungserfolg an einem Patienten, der neben zahlreichen anderen Leiden auch unter ständigen Kopfschmerzen litt:

„Im September 1997 erschien der selbstständige Friseurmeister Herr M. in unserer Praxis in Heyen. Er klagte über seit 10 Jahren bestehende und in den letzten beiden Jahren massiv zugenommene Schmerzen im LWS-Bereich (Lendenwirbelsäule), rechtsseitig noch viel stärker als links, die ihn zwangen, bis zu zwölf Schmerztabletten täglich einzunehmen. Sie behinderten ihn auch deutlich in seiner Berufsausübung, insbesondere Arbeiten in leicht vorgebeugter Haltung waren ihm nicht mehr möglich und mussten von seinen Mitarbeitern erledigt werden. Sitzen war ihm ebenfalls nicht mehr schmerzfrei möglich, im Wartezimmer fanden wir ihn entweder stehend oder unruhig auf dem Sitzplatz hin und her rutschend vor. Kopfschmerzen, Schlafstörungen und Wadenkrämpfe plagten ihn noch zusätzlich. Seit seiner Kindheit litt er außerdem noch unter Asthma bronchiale, was mit mehrmaligen täglichen Cortisongaben aus der Sprühflasche behandelt wurde, und auch eine Pollenallergie machte ihm zu schaffen.

Die ersten sechs APM-Sitzungen nach dem jeweiligem Befund waren ausschließlich energetische Behandlungen. Nach der ersten Sitzung reagierte der Patient bereits mit einem deutlichen Ebbe-Flut-Effekt. Nach sechs Anwendungen hatten sich Schlaf und Schmerzen deutlich verbessert, und der Patient verzichtete bewusst auf seine Schmerzmittel. Die Cortisondosis setzte er ebenfalls auf einen Sprühstoß am Tag herab. In den letzten vier Sitzungen wurde die energetische Versorgung mit Wirbelsäulenpflege kombiniert.

Der Erfolg: komplette Beschwerdefreiheit der Rückensymptomatik, Herr M. war auch in seinem Beruf wieder uneingeschränkt einsatzfähig. Lediglich sonntags litt er regelmäßig noch unter seinen Kopfschmerzen. Einem Kopfschmerz, der ausschließlich sonntags auftritt, können vielerlei Ursachen zugrunde liegen. Bei Herrn M. sah die Lösung recht unpsychologisch aus! Regelmäßig morgens vor dem Aufstehen und abends vor dem Zubettgehen machte er zuverlässig seine Wirbelsäulenübungen – nur sonntags pausierte er, weil da ja Feiertag ist. Nachdem auch am Sonntag geübt wurde, war auch der Kopfschmerz vergessen.

Er kam dann noch einige Wochen jeweils einmal, um die Wirbelsäulentherapie fortzusetzen, dann vergrößerten wir die Intervalle. Da er mit dem Erfolg der Therapie sehr zufrieden ist und auch die arbeitsmäßigen Belastungen unverändert andauern, erscheint er nun routinemäßig einmal monatlich zum ‚Auffrischen'." (N. N., Therapeut)

Die Behandlung von Rückenschmerzen und Bandscheibenschäden mit der Akupunkt-Massage nach Penzel

Das „Kreuz mit dem Kreuz" kennen leider nur allzu viele Menschen. Wer im Beruf viel stehen muss, bekommt leicht Rückenschmerzen – vor allem auch durch einseitige Be- und Überlastung. Hauptsächlich aber sitzen wir zu viel – im Büro, im Auto, in Straßen- oder U-Bahn, zu Hause vor dem Fernseher. Noch vor hundert Jahren mussten die meisten Menschen körperlich sehr viel schwerer arbeiten als heute, und dennoch scheinen gerade in unserer Zeit Rückenprobleme zu einer Volkskrankheit geworden zu sein. Schon Kinder haben Haltungsschäden und dadurch verursachte Rückenschmerzen. Dabei ist unsere Wirbelsäule ein Meisterstück der Natur an Statik und Dynamik. Aber leider haben unsere menschliche Entwicklung (vom Vierfüßer zum aufrechten Gang), unsere Lebensweise und der Arbeitsalltag die Wirbelsäule sehr störanfällig werden lassen.

Rückenprobleme in Kindheit und Jugend

Das Kleinkind erkundet seine Welt noch aus der Vierfüßer-Perspektive. Schon bald empfindet es das Bedürfnis, sich aufzurichten und so seinen

Wissens- und Aktionsradius zu erweitern. Stolze Eltern und Großeltern unterstützen das Kleinkind oft zu früh in dieser Entwicklung. Hier kann bereits die Ursache späterer Erkrankungen liegen! Wird das Kind nämlich von den Erwachsenen zu früh auf die Füße gestellt, können Muskeln, Bänder und Sehnen die kleine Wirbelsäule kaum halten – mit der Folge, dass sich die Wirbel seitlich verlagern. Der Arzt spricht in diesem Fall von „kindlicher Skoliose".

Mit zunehmendem Längenwachstum nehmen auch die statischen Probleme zu. Einerseits möchten Jugendliche, vor allem Mädchen, mitunter nicht so groß erscheinen und halten sich gekrümmt. Andererseits aber halten Jugendliche sich krumm, weil die Muskeln zu schwach sind, um den aufgeschossenen Körper aufrecht zu halten. Dazu kommen die schweren Schultaschen, die oft einseitig getragen werden, und die selten anatomisch richtig geformten Stühle und Tische in der Schule.

Der morgendliche Rückenschmerz von vielen Jugendlichen wird selten als Krankheitszeichen des Bewegungsapparates bewertet und ernst genommen. Doch gerade diese ersten Anzeichen sollten beachtet und behandelt werden! Fehlbelastungen der gesamten Wirbelsäule können die Folge, aber auch die Ursache von Blockaden im Kreuz-Darmbein-Gelenk sein. Oft klagen Eltern und Lehrer über die Unkonzentriertheit von Kindern und mangelnde schulische Leistungen. Dabei sollte unbedingt bedacht werden, dass die Wirbelsäule, die das Rückenmark umgibt, nicht nur den Kopf trägt, sondern auch über die Rückenmarksflüssigkeit eine direkte Verbindung zum Gehirn bildet. In dieser Flüssigkeit sind sowohl Rückenmark als auch das Gehirn gelagert. Bewegungsmangel, statische Veränderungen und Blockaden können zu einer Mangelversorgung der Rückenmarkflüssigkeit führen und somit die Ursache für Konzentrationsmangel und schlechte Schulnoten sein.

Ischialgie und „Hexenschuss"

Schon sehr junge Menschen kann wie aus heiterem Himmel der erste „Hexenschuss" oder die Ischialgie treffen. Tatsächlich treten die meisten Ischialgien zum ersten Mal zwischen dem 20. und 30. Lebensjahr auf.

Die Behandlung von Rückenschmerzen und Bandscheibenschäden

Durch eine falsche Bewegung, eine unvorbereitete Drehung unter Belastung kommt es zu einer spontanen Nervenreizung, meistens im Bereich der Nervenaustrittspunkte an der Wirbelsäule. Besonders störanfällig ist der Ischiasnerv. Im Lendenbereich ist eine große seitliche Bewegung möglich. Hier herrscht auch die höchste Belastung.

Ischialgien können auch in der Schwangerschaft auftreten, wenn das Baby sich in einer ungünstigen Lage befindet und dadurch Druck auf die Nerven ausübt.

Ein ähnlicher Schmerz kann aber auch durch Tumore, Muskelverhärtungen und Bandscheibenvorfälle verursacht werden. Durch den permanenten Druck entsteht eine ständige Reizung des Ischiasnervs, wodurch die sehr schmerzhafte Entzündung ausgelöst wird.

Eine solche Entzündung kann allerdings auch bei Unterkühlung, Masern, Typhus, Zahngranulomen (Gewebereaktion auf allergisch-infektiöse oder chronisch-entzündliche Prozesse), Mandelentzündungen und bei Diabetes mellitus auftreten. Unterleibserkrankungen und auch Nierenbeckenentzündungen können zu einer Irritation des Ischiasnervs führen. Hierbei wird der Schmerz nicht durch eine statische Belastung ausgelöst, sondern durch die Giftstoffe des Krankheitserregers.

Vorgehen in der Schulmedizin
- Der Hausarzt wird Medikamente verabreichen, um die organische Erkrankung zu beseitigen. Sehr häufig werden Breitband-Antibiotika, Schmerzmittel und Vitamin B kombiniert.
- Der Orthopäde verabreicht bei einer akuten Ischialgie zuerst krampflösende und schmerzlindernde Medikamente. Auch diese werden häufig mit einem Vitamin-B-Komplex kombiniert, der zur Nervenberuhigung und damit zur Linderung beiträgt.
- Chronische Ischialgien kann man am besten röntgenologisch feststellen. Durch eine Aufnahme der Lendenwirbelsäule versucht der Arzt, die Ursache dieser wiederholt auftretenden Nervenreizungen zu erkennen. Statische Veränderungen der Lendenwirbelsäule, Hohlkreuz, Beckenschiefstand, Beinlängendifferenzen und auch die gefürchteten Bandscheibenschäden können den Ischiasschmerz verursachen.

Bandscheibenschäden – Bandscheibenvorfall

Die zunehmende Häufigkeit von Bandscheibenvorfällen ist die Reaktion des Organismus auf zu einseitige Belastungen. Die Muskeln, die nicht durch tägliche Beanspruchung gefordert werden, verkümmern. Je schwächer der Halteapparat der Wirbelsäule wird, desto schlechter wird auch die Statik der gesamten Wirbelsäule. Das Ungleichgewicht zwischen Muskelaktivität, körperlicher Anspannung und geistiger Tätigkeit fördert die degenerativen Veränderungen der Bandscheiben, der Muskulatur und der Wirbelsäule. Auch hier kann eine ungünstige Bewegung – beispielsweise eine Drehung unter Belastung – die Bandscheibe einseitig zwischen den Wirbelkörpern verrutschen lassen. Der heftige Schmerz entsteht dadurch, dass diese eigentlich minimalen Lageveränderungen eine andere Druckverteilung auf dem Bandscheibenkern, der zur Seite oder zur Mitte gedrückt wird, verursachen. Ein Bandscheibenvorfall äußert sich mit einseitigen Schmerzen, die auf die Nerven ausstrahlen und/oder Taubheitsgefühle und Sensibilitätsstörungen verursachen können.

> **WICHTIG:** Bandscheibenvorfälle, die Lähmungserscheinungen von Blase und Darm bewirken, müssen innerhalb von 24 Stunden operiert werden – sonst können bleibende Schäden entstehen.

Nur in solchen Ausnahmefällen sollte heute noch zum Skalpell gegriffen werden. Sehr häufig hat es sich nämlich ergeben, dass der operierte Bandscheibenpatient nach ein paar Jahren über erneute Schmerzen in einem anderen Bandscheibenbereich klagt. Die Wirbelsäulenprobleme werden durch die Operation häufig nur kurzfristig gelindert und treten dann an anderer Stelle erneut auf. Deshalb wird heute wieder die konservative („bewahrende", also nicht operative) Therapie aller Bandscheibenschäden vorgezogen. Es werden beispielsweise schmerzberuhigende Medikamente verabreicht. Vor allem wird für eine anatomisch richtige Lagerung gesorgt in der Hoffnung, dass sich der Bandscheibenvorfall durch Entspannung von selbst zurückbildet. Dies ist übrigens nach statistischen Auswertungen in über der Hälfte der diagnostizierten Fälle möglich!

Aber auch die herkömmlichen alternativen, „sanften" Behandlungsmethoden scheinen nicht viel Wirkung bei der Therapie derartiger Leiden zu haben. Selbst bei gezielter Krankengymnastik, Elektrotherapie, Stangerbädern (hydro-elektrisches Vollbad), Packungen, Massagen und vielen anderen Angeboten dieser Art ist der heilende Effekt sehr umstritten. Denn welcher Patient mit Rückenschmerzen turnt schon gerne? Die Angst vor erneuten Schmerzen teilt sich der Rückenmuskulatur mit und zwingt diese förmlich in eine „Schonhaltung". Dadurch wird die Erkrankung noch verschlimmert. Schmerzmedikamente und Beruhigungsmittel lindern zwar die Leiden (das Symptom), lösen aber das grundlegende Problem nicht und können so der Heilung kaum förderlich sein. Häufig werden Kuren verordnet – aber kaum hat der Alltag wieder begonnen, setzen die Rückenschmerzen wieder ein.

So hilft die Akupunkt-Massage nach Penzel
Haben Sie bereits einen Bandscheibenvorfall und eine Operation soll vermieden werden, so stellt gerade hier die Akupunkt-Massage nach Penzel eine zu beachtende Therapie dar. Die Wirbelsäule wird dadurch auf sanfteste Art entlastet. Es können die Voraussetzungen dafür geschaffen werden, dass die geschädigte Bandscheibe, sofern dies noch möglich ist, in ihre normale Position zurückgleiten kann. Wurden Sie bereits an der Bandscheibe operiert und es stellen sich dennoch erneute Rückenprobleme ein, kann die Akupunkt-Massage nach Penzel das Leiden positiv beeinflussen.

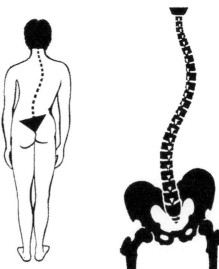

Abbildung 9: Wirbelsäule und Kreuzdarmbeingelenk

Wirbelsäule und „Vegetative Dystonie"

„Vegetative Dystonie" ist ein Sammelbegriff für die unterschiedlichsten Krankheitssymptome, die sowohl körperliche Schmerzen als auch Organirritationen und Funktionsstörungen verursachen können. Fehlregulationen von Nervus vagus und Nervus sympathicus sind für Symptome wie beispielsweise Herzklopfen, Herzbeklemmungen, Unruhe, Schlafstörungen, Kopfschmerzen und Migräne, Magen-Darm-Probleme, Verdauungsstörungen usw. verantwortlich. In medizinischen Fachbüchern wird vermerkt, dass es sich bei der „Vegetativen Dystonie" immer um Symptome einer Grunderkrankung und nicht um eine eigenständige Krankheit handelt. Aus der Sicht der APM-Therapeuten, die nach Willy Penzels Lehre arbeiten, liegt eine mögliche Ursache dieses Leidens in einer massiven Energieflussstörung, die durch Blockaden an Gelenken und der Wirbelsäule ausgelöst wird.

Man kann die Wirbelsäule als elastische Hülle um ein hochempfindliches Leitungsnetz betrachten. Durch kleine Öffnungen in dieser Hülle treten wichtige Leitungen – die Nerven – aus, die die Organe versorgen. Hat die Wirbelsäule nun eine Veränderung erfahren, ist sie vermehrt gekrümmt oder haben sich Wirbel verlagert, so werden natürlich auch diese kleinen Öffnungen verändert. Der Nerv kann zwar immer noch seine lebensnotwendigen Aufgaben erfüllen, leitet aber „irritierte Reize" weiter. So entsteht beispielsweise der Herzschmerz, obwohl das EKG kei-

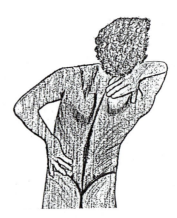

Abbildung 10: Wirbelfehlstellungen beeinträchtigen den gesamten Organismus

ne Veränderung anzeigt. Funktionsstörungen können eintreten, obwohl das Organ normal arbeitet. Der Betroffene leidet unter seinen Beschwerden, auch wenn hochempfindliche, diagnostische Messungen keine Krankheitszeichen erkennen lassen.

Aus schulmedizinischer Sicht versucht man über Beruhigungsmittel die erhöhte Sensibilität zu vermindern und die Schmerzen zu lindern. Welche Probleme aber erst durch die Einnahme von Psychopharmaka, Beruhigungs- und Schlaftabletten entstehen können, ist allgemein bekannt. Manche Kur wird verordnet, um über einen Klimawechsel das gestörte Nervensystem zu beeinflussen. Ein Klimawechsel, ein erholsamer Urlaub oder eine Kur ist bestimmt für jeden empfehlenswert, der sich überreizt fühlt. Der Kurerfolg ist aber auch wesentlich davon abhängig, ob die Ursache der Reizüberflutung erkannt und therapiert wurde. Entspannung ist bestimmt sehr gut, doch sollte unbedingt zusätzlich eine Wirbelsäulentherapie erfolgen. Eine gesunde Wirbelsäule ist die Voraussetzung für ein intaktes Nervensystem, korrekte Organtätigkeit und seelisches Gleichgewicht!

Beinlägendifferenzen – die häufigste Ursache statischer Veränderungen der Wirbelsäule

Was viele Menschen mit Rückenproblemen nicht wissen:
Fast alle oben genannten Beschwerden und viele von der Wirbelsäule ausgehenden Störungen sind auf Fehlhaltungen und Wirbelverschiebungen zurückzuführen. Doch die eigentliche Ursache dieser statischen Umstrukturierungen liegt in nahezu allen Fällen in einer Blockade des Kreuz-Darmbein-Gelenkes und der dadurch bedingten funktionellen Beinlängendifferenz. Über 75 Prozent aller Patienten zeigen zwei verschieden lange Beine, die jedoch anatomisch gleich lang sind! Oft werden diese Unterschiede zuerst von Hausfrauen bemerkt, die wieder einmal die Hosenbeine in verschiedenen Längen umsäumen oder die Rocknaht verändern müssen, damit der Saum gerade hängt. Beinlängendifferenzen zwingen das Becken in eine schiefe Stellung. Auf dieser ungleichen Basis bauen sich nun die Wirbel auf. Um die schiefe Ausgangslage auszugleichen, müssen sich die Wirbel zueinander verlagern und verdrehen, so entstehen unphysiologische Krümmungen (Skoliosen). Zu

Anfang verursacht diese veränderte Statik wenig Probleme, doch mit zunehmender Belastung können all die Erkrankungen auftreten, die zuvor besprochen wurden. So sind z.B. ständig wechselnde Schmerzen, Muskelverspannungen, Ischialgien sowie Bandscheibenschäden, Organirritationen und die Vegetative Dystonie auf diese Fehlstatik zurückzuführen. Wenn bei diesen Erkrankungen nur der Rücken behandelt wird, werden sich die Leiden zwar verringern, doch die Krankheitszeichen können immer wieder auftreten. Wer einmal eine Ischialgie hatte, muss sich auf eine neue Schmerzattacke vorbereiten. Wer einmal einen Bandscheibenschaden hatte, bekommt oft nach ungefähr fünf bis sieben Jahren erneute Probleme in anderen Bandscheibenbereichen – und das unabhängig davon, ob er operiert wurde oder nicht!

Blockaden am Kreuz-Darmbein-Gelenk	Wie können Blockaden am Kreuz-Darmbein-Gelenk entstehen? Blockaden im Kreuz-Darmbein-Gelenk können nach einer ungünstigen Bewegung, dem Tritt ins Leere, nach sportlichen Betätigungen usw. auftreten. Wer schon einmal ausgerutscht ist und sich gerade noch so halten konnte, um einen Sturz zu vermeiden, weiß, wovon die Rede ist. Nach einer solchen fast akrobatischen Leistung spürt man kurzfristig einen Stich im unteren Rücken – danach aber ist alles vergessen. Wenn dann – nach längerer Zeit – einseitige, ständig wechselnde Schmerzen, steifer Nacken, Hexenschuss und Ischialgien kommen und gehen, erkennt kaum jemand einen Zusammenhang zwischen Unfall und dem aktuellen Schmerzbild. Doch genau dieser „Ausrutscher" führt dazu, dass ein direkter Stoß vom Bein auf das Becken übertragen werden kann. Die Muskulatur, die normalerweise für die Bewegungsabläufe zuständig ist, kann den Stoß nicht abfedern. Mit einer kleinen zeitlichen Verzögerung setzt nun eine verstärkte Muskelspannung ein, die den Hüftgelenkskopf fest in der Gelenkpfanne hält. Das Ergebnis: anatomisch gleich lange Beine erscheinen jetzt in unterschiedlicher Länge. Das Becken passt sich der neuen Situation an und nimmt eine schiefe Position ein. Auf diese veränderte Basis kann sich die Wirbelsäule nur einrichten, indem sie ihre 24 Wirbel leicht versetzt und/oder verdreht aufeinander lagert. Die Folgen: Wirbelverschiebungen, veränderte Belastungszonen auf den Bandscheiben, Irritationen der Nervenaustrittspunkte und daraus resultierende Organerkrankungen, Sensibilitätsstörungen von Juckreiz über „Ameisenkribbeln" bis hin zum Taubheitsgefühl und dem Sehnenschmerz in der Kniekehle.

Funktionelle Beinlängendifferenzen können jedoch sehr leicht behoben werden, indem die Kreuz-Darmbein-Gelenkblockade nach energetischen Vorbehandlungen gelöst wird. Dadurch wird die vermehrte Muskelspannung im Beckenbereich abgebaut. Die Blockade ist dadurch beseitigt und das Bein kann seine normale Position wieder einnehmen.

Anatomisch verschieden lange Beine, also tatsächlich verschieden lange Beine, entwickeln sich in der Wachstumsphase oder nach Beinbrüchen. Sie müssen vom Orthopäden vermessen werden, um durch einen orthopädischen Schuhausgleich einen Längenausgleich zu schaffen. Allerdings sollte unbedingt vorher das Kreuz-Darmbein-Gelenk ebenfalls überprüft werden. Es kann gut möglich sein, dass die Wirbelsäule versucht, sich der Situation anzupassen. Das längere Bein wird vermehrt in das Hüftgelenk gedrückt, um „es kürzer erscheinen zu lassen". Die Folge: eine Kreuz-Darmbein-Gelenkblockade bildet sich, ein Beckenschiefstand entsteht und die bekannten Rückenprobleme treten ein.

Werden anatomische Beinlängenunterschiede nur über eine Absatzerhöhung ausgeglichen, ohne die Kreuz-Darmbein-Gelenke zu überprüfen und gegebenenfalls zu lockern, bleibt eine „Zwangshaltung" bestehen, die zu weiteren Beschwerden führen kann. Erst nach einer abgeschlossenen Wirbelsäulentherapie sollte über eine exakte Vermessung der Beine die individuelle Maßnahme für den Längenausgleich der Beine erfolgen. Aus der Sicht der Akupunkt-Massage nach Penzel verursachen funktionelle und anatomische Beinlängendifferenzen Energieflussstörungen, die die bereits in diesem Kapitel besprochenen Krankheitszeichen verursachen können.

So hilft die Akupunkt-Massage nach Penzel
Aus dieser ganzheitlichen Betrachtungsweise des Menschen hat die Akupunkt-Massage nach Penzel naturgemäß auch einen anderen Ansatzpunkt bei der Behandlung von Krankheiten. Damit Muskeln, Gefäße, Nerven und alle Körpersysteme arbeiten können, benötigen sie neben der Blutversorgung auch die notwendige Lebensenergie. Diese zirkuliert in den Meridianen durch den ganzen Körper und versorgt so jede einzelne Körperzelle. Erst die ausgewogene Energieverteilung ermöglicht

das exakte Zusammenspiel von Sehnen, Muskeln, Nerven und Gelenken. Die Mittelpartie des Kopfes, der Rücken, das Gesäß und die Rückseiten der Beine werden von einem einzigen Meridian mit Energie versorgt. Genau in diesem Verlauf des Meridians entstehen die Hauptstörungen, die allen Rückenproblemen zugrunde liegen. In der traditionellen fernöstlichen Medizin spricht man deshalb nicht von den einzelnen Krankheitsbildern (Ischialgie, Lendenwirbelsäulen-Syndrom, Bandscheibenschaden usw.), sondern nennt alle diese Erscheinungsformen eine Energieflussstörung im versorgenden Meridian des Rückens.

Auch für die Akupunkt-Massage nach Penzel ist dieser Leitsatz von Bedeutung, denn auch für diese steht nicht die Krankheitsbezeichnung im Vordergrund, sondern die Energieflussstörung. Durch die ganz spezielle Massage der Meridiane werden genau diese Störungen im Energiefluss beseitigt. Der wieder intakte Energiehaushalt reguliert dann selbstständig die Durchblutung, lässt die Muskeln wieder aktiver werden, lindert entzündliche Prozesse und trägt in vielen Fällen sogar zur Regenerierung geschädigter Nerven bei.

Die Lebensenergie, die gleichmäßig und harmonisch fließen soll, wird beispielsweise durch Narben, Gelenkblockaden und Verletzungen gestört. Wie an einem Staudamm wird dabei die Energie am Durchfluss gehindert. So entstehen Gebiete im Körper, die zu wenig Energie haben und andere, die zu viel Energie aufweisen. Bei einem jungen, relativ gesunden Menschen wird der Energiehaushalt nur kurzfristig irritiert. Kommen aber mit zunehmendem Alter mehrere Störfaktoren zusammen, wird der Energiefluss so stark beeinträchtigt, dass sich Schmerzen und Erkrankungen einstellen. Zeichen einer Energiefülle sind alle akuten Schmerzzustände, entzündliche Veränderungen und Verspannungen. Bei chronischen Erkrankungen dagegen liegt eine Energieleere in den betroffenen Bereichen vor.

> **WICHTIG:** Dabei ist immer zu berücksichtigen, dass sich Energiefülle und Energieleere schnell verändern können!

Bei der Akupunkt-Massage nach Penzel wird mit sanftem Massagereiz im Verlauf der Energiebahnen im energieleeren Bereich behandelt. So werden bei einer akuten Ischialgie meistens die Vorderseite des Körpers und die Arme behandelt. Darauf reagiert der Organismus mit einer Verlagerung seiner Energie: Der Energiefülle-Zustand im Rücken wird abgebaut und die Energie wird dort angelagert, wo zu wenig fließt. Die spontane Druck- und Spannungsverminderung am Nervenaustrittspunkt bewirkt eine Entlastung und Schmerzlinderung. Entzündliche Prozesse werden so auf natürliche Weise abgebaut.

Sobald sich der akute Schmerz gelegt hat, wird bei einer Behandlungsserie mit Akupunkt-Massage nach Penzel auch die Krankheitsursache behandelt. Die Wirbelsäulenbehandlung und das Lockern von Gelenkblockaden können erst dann durchgeführt werden, wenn sich die Verspannungen gelöst haben und die Energie im Rahmen des Möglichen wieder harmonisch fließt. Bei der Akupunkt-Massage nach Penzel gibt es kein Einrenken und keine „Hauruck-Behandlungen", sondern nur sanfte und absolut schmerzfreie Rollbewegungen und Schwingungen!

**Eine wichtige Information für Patienten,
die sich einer APM-Behandlung unterziehen möchten**
Ob die Therapeuten, die die Akupunkt-Massage nach Penzel anwenden, nun Ischialgien, Neuralgien, Bandscheibenvorfälle oder sonstige Erkrankungen der Wirbelsäule behandeln, sie gehen immer nach dem gleichen Behandlungsschema vor:
- Zuerst muss über eine Energieverlagerung der Körper in die Lage versetzt werden, seine eigene Energie neu zu verteilen.
- Danach muss die Ursache der Energieflussstörung beseitigt werden. Nur ein harmonischer Energiefluss garantiert die Gesundheit.
- Narbenentstörung und die Beseitigung von Blockaden sind Bestandteile einer Ganzheitsbehandlungstherapie wie der Akupunkt-Massage nach Penzel.

Jeder Patient, der sich mit der APM-Methode behandeln lässt, gibt seinem Körper die Chance, sein energetisches, statisches, organisches und seelisches Gleichgewicht wieder herzustellen!

Damit die Wirbelsäule, die ja nicht nur Rückgrat, sondern gewissermaßen auch die Seelenachse des Menschen ist, nicht zur „Schmerzsäule" wird, ist es auch nötig, das eigene Gesundheitsbewusstsein zu aktivieren. Ähnlich wie ein Auto gewartet werden muss, sollte auch die Wirbelsäule Beachtung finden. Vorbeugende Behandlungen mit Akupunkt-Massage nach Penzel können die Wirbelsäule gesund und aufrecht halten und darüber hinaus ein erhöhtes seelisches Wohlbefinden ermöglichen.

Aus der Praxis
In einem ausführlichen Schreiben an mich erzählt eine Frau ihre unglaublich lange Leidensgeschichte mit dem Wirbelsäulensyndrom. Glücklicherweise hatte sie sich bereits in der Pyramide in Heyen (dem Schulungszentrum) mit der Akupunkt-Massage nach Penzel befasst.

„Lieber Herr Köhls!
Heute will ich Ihnen nun den versprochenen Bericht über meine Rückengeschichten schreiben. Seit ich im September 1997 in der Pyramide von meinen wirklich schrecklichen Beschwerden befreit wurde, habe ich intensiv darüber nachgedacht, wann ich mir meine KDG-Blockaden (KDG = Kreuz-Darmbein-Gelenk, Anm. d. Verf.) wohl zugezogen haben könnte. Dazu fiel mir so Einiges ein. Da ich links nach vorne und rechts nach hinten eingerastet war, kommt für mich eigentlich nur eine unaufgewärmte Spagatübung in Frage. Dazu fielen mir zwei Situationen ein.

Die erste entstand ca. 1965. Zu dieser Zeit machte ich meine Spezialausbildung zur Narkoseschwester in der Universitätsklinik Westend in Berlin. Eines Tages, ich hatte wieder einmal Bereitschaftsdienst, hatten wir eine Notoperation. Auf dem Tisch lag eine Frau mit Oesophagusvarizenblutungen (= Blutungen nach Erweiterung der Speiseröhrenvenen, Anm. d.Verf.). Die Patientin hatte schon irrsinnig viel Blut verloren und ich wurde beauftragt, so schnell wie möglich die Notkonserven aus unserem OP-Labor zu holen. Mit zwei dieser Konserven bewaffnet schoss ich Richtung OP und rutschte auf dem feuchten Steinfußboden aus und noch ungefähr zwei Meter durch den OP, und zwar im Spagat, links vor, rechts rück, beide Arme hoch in die Luft gehalten, um die Konserven zu schützen. Zu hören war ein schallendes, hämisches Gelächter. Man schlug mir vor, diese Aktion auf die Bühne zu bringen. Einige Tage lang hatte ich ein etwas enges Gefühl im Rücken, ansonsten nichts, da Spagat für mich zum täglichen Brot gehörte.

Ungefähr 1967-68 hatte meine Ballettschule einen größeren Auftritt, an dessen Ende eine meiner Ballettkolleginnen und ich als Endpose in einem Spagat (ich links vor, rechts rück) landen und sitzen sollten. Wir hatten 8 Vorhänge. Warum? Ich hatte mich offensichtlich nicht genug erwärmt. Am linken Oberschenkel hatte ich einen Sehneneinriss und mein Rücken war auch nicht so locker wie sonst. Wenn ich ehrlich bin, er tat einige Zeit weh, da ich aber sowieso liegen musste, hatte ich auch schnell wieder Ruhe. Die 8 Vorhänge hatten wir nicht, weil wir so gut waren, sondern weil ich wie festgenagelt auf der Bühne sitzen blieb. Da ich bei diesem Auftritt der Leithammel war, verharrten auch meine Mittänzer in ihrer vorgeschriebenen Endpose, so dass der Mann am Vorhangknopf immer wieder auf denselben drückte.

Am 13.3.1973 kam dann die Krönung. Ich verbrachte meinen Urlaub wieder einmal in Kenia unter Wasser. Da ich leidenschaftlich gerne tauche, machte ich einige Jahre vorher in Afrika mein Tauchdiplom und bin dann in jedem Winter irgendwo in Afrika tauchen gewesen. Am 13.3.73 hatten wir unseren Tauchgang beendet und schwammen zum Schiff. Als ich dort ankam, fiel ein anderer Taucher aus dem Schiff, mit seinem Allerwertesten direkt auf meine Birne. Ich sah ihn kommen und habe die Leiter losgelassen, aber der Aufprall war noch stark genug, um mir den 1. Halswirbel zu brechen. Dieser spaltete sich von unten, nach schräg links oben.

Ich wurde noch am gleichen Tag von Afrika nach Berlin in meine eigene Klinik geflogen (gute Neurochirurgie). Es bestand vom Zeitpunkt des Unfalles an, bis der Flieger über Sizilien war, eine absolute Querschnittslähmung vom Hals abwärts, einschließlich Schlucklähmung. Über Sizilien fingen meine Unterarme unglaublich an weh zu tun. Was nun folgte war ein Horrortrip, den ich Ihnen gar nicht schildern kann. Es dauerte sehr lange, bis ich alles wieder neu gelernt hatte, was vorher so selbstverständlich funktionierte. Den Hintern von meinem Tauchpartner sehe ich heute noch auf mich zukommen.

Nun zu meinem Wirbelsäulenleidensweg. Daten weiß ich nicht mehr. Permanente Nacken- und Schulterprobleme, Glissonschlinge (Vorrichtung zur Entlastung eines erkrankten Wirbelsäulenabschnitts, Anm. d. Verf.), Spritzen, Chiropraktik, Stützkragen usw. Am linken Unterarm außen und am linken kleinen Finger und Ringfinger Taubheit, sowie am linken Unterschenkel außen. Tick nervosi mitten im Gesicht, des öfteren Schwierigkeiten beim Schlucken, zeitweilig keine Stimme. Seit in der Pyramide die Nackenblockade gelöst wurde, die offensichtlich auch die Kopfrotationseinschränkung verursachte, die sehr stark war, sind alle Beschwerden weg, ausgenommen der Tick nervosi, der sich aber deutlich vermindert hat. Es bestand zeitweilig in größeren Abständen eine teilweise Gesichtslähmung links mit hängendem Mundwinkel und so – auch weg. Die häufigen Kopfschmerzen sind nicht mehr so stark, ja sie kommen auch weniger häufig. Die Migräne, unter der ich seit dem 14. Lebensjahr leide, ist mir leider erhalten geblieben. Die Taubheit im linken Arm, Finger und Bein sind jedoch verschwunden.

So, das war der Hals, nun zur unteren Partie. Seit einigen Jahren bauten sich immer mehr Beschwerden auf. Zuerst hatte ich eine Zeit, in der ich wirklich ganz heftige Schmerzen im unteren Rücken hatte, die mich sogar ins Bett zwangen. Das waren aber nur zwei- oder dreimal. Die Röntgenbilder zeigten ein sehr ausgeprägtes Hohlkreuz. Nachdem ich mich wieder bewegen konnte, begann ich mit ganz gezieltem harten Bauchdeckentraining. Seitdem habe ich nur noch ab und zu Rückenschmerzen gehabt. Irgendwann begannen dann Probleme in der rechten Hüfte aufzutreten. Ich bekam brennende Schmerzen und konnte auf der rechten Seite nicht mehr liegen. Wenn ich mich warm trainierte, wurden die Schmerzen erträglich. Irgendwann begannen Schmerzen in der linken Leiste. Dieser Zustand zog sich, trotz ärztlicher Behandlungen, Schlickpackungen, Chiropraktik, 6 Wochen Kur mit unzähligen Anwendungen in Damp 2000 und was es so alles gibt. Ich war nie wieder beschwerdefrei, habe aber diesen Zustand so gut ich konnte ignoriert.

Im November 1996 begannen bei mir unerträgliche Schmerzen im Steißbein, so dass ich überhaupt nicht mehr ohne Luftring sitzen konnte. Im Röntgenbild konnte man klar und deutlich erkennen, dass mir die Bandscheibe unter L 5 regelrecht auseinandergeplatzt war. Die Dornfortsätze L 4 L 5 lagen übereinander und scheuerten sich offensichtlich. Erstaunlich war für mich, dass ich keinerlei Rückenschmerzen hatte. Stärkste Schmerzen in der rechten Hüfte und in der linken Leiste und ich hatte immer wieder das Gefühl, als ob da etwas eingeklemmt war. Ich war dann nicht in der Lage, das linke Bein zu belasten und musste die linke Leiste gebeugt halten. Arztbesuch, klar; Spritzen, Rheumamittel, Packungen, neben den Dingen, die ich mir selbst angedeihen ließ. Ich schaffte es, mich einigermaßen in Gang zu halten, meinen Tanz- und Gymnastikunterricht zu geben und was sonst noch so war.

Im Juli 1997 war ich auf Fuerteventura. Dort bin ich kaum noch zum Strand gekommen, ich fühlte mich richtig gehbehindert. Wenn ich irgendwo gesessen hatte, dann dauerte es sehr lange, bis ich aufstehen und mich vollkommen aufrichten konnte. Wieder zu Hause setzten bei mir Wortfindungsstörungen ein, ich hatte das Gefühl, als ob ich lallen würde. Mein Mann bestätigte mir mein Gefühl. Das war aber nicht andauernd so.

Eines Tages konnte ich, wenn ich lag, nicht mehr durchatmen. Das war Anfang August 1997. Arztbesuch, da ich langsam aber sicher in Panik geriet. Ich bekam ein Medikament zum Einnehmen und eines zum Inhalieren. Den Inhalator musste ich von da an immer bei mir haben. Meine Atmung reichte nur noch aus, wenn ich die Atemhilfsmuskulatur benutzte. (Ich konnte auch gar nicht mehr anders atmen.)

Der September rückte näher und damit mein C-Kurs in der Pyramide. Wie Sie sich erinnern werden, rief ich Sie an, um mich bei Ihnen auch als Patientin einzufinden. Sie hörten sich alles an und sagten zu mir, ich solle erst einmal den C-Kurs mitmachen und wenn dann noch etwas übrig sei, würden Sie weitermachen. Gott, war ich sauer, fühlte ich mich doch so entsetzlich elend. Dann dachte ich aber, mit der APM habe ich schon Pferde k...... sehen, warten wir es doch einmal ab.

Als ich von der Insel Sylt nach Heyen fuhr, habe ich insgesamt 10 Schmerztabletten eingenommen, nur um hinzukommen. Am 2. Kurstag:

Einschaukeln der KDGs (Kreuz-Darmbein-Gelenke): Atmung normal, Laufen normal, Sprache normal, bestehender Kopfschmerz weg. Nackenblockade deutlich gebessert. Bestehen blieb der Schmerz in der rechten Hüfte, aber nur bei bestimmten Bewegungen, er war nicht mehr permanent. Hinnak (Hinrich Jürs, Dozent und Therapeut in Heyen, Anm. d. Verf.) stellte eine Subluxation (unvollständige Verrenkung, Anm. d. Verf.) der Hüfte fest, die mir auch heute noch reichlich zu schaffen macht. Am Freitag Lösen der Nackenblockade, Kopfrotation wieder völlig normal; Resultat: Dauerheulen in der Pyramide. Wenn ich nicht so blöd wäre und mehr für mich machen würde, hätte ich vielleicht meine Hüfte auch schon ganz in Ordnung.

Hin und wieder rastet mein rechtes KDG noch aus, ich bekomme es aber mit den bekannten Übungen immer wieder selber an die richtige Stelle gerückt. Wenn es draußen ist, merke ich es immer daran, dass ich sehr starke Schmerzen in der linken Leiste habe und mich nicht aufrichten kann. Ansonsten kann ich nur sagen, dass alle Beschwerden, die sich so allmählich im Laufe der Zeit bei mir eingestellt haben, mit Sicherheit auf die Blockaden zurückzuführen sind bzw. waren und ich weiß ganz sicher, dass ich das nicht mehr lange ausgehalten hätte. Ich habe mich im Laufe der letzten Jahre wirklich des öfteren mit Selbstmordgedanken getragen. (...)

Ich freue mich schon jetzt ganz doll auf den D-Kurs in der Hoffnung, von Ihnen noch ein paar Tipps zur Beseitigung meiner Restbeschwerden zu bekommen.(...) Lieber Herr Köhls, ohne blöd klingen zu wollen: Ich habe geschworen, wenn Sie jemals einen guten APM-Therapeuten in Ihrer Schule herangebildet haben, so will ich das sein, mein Ehrenwort. (...) Ihre dankbare Monika S."

Die Behandlung von Osteoporose mit der Akupunkt-Massage nach Penzel

Unter Osteoporose – auch Knochenschwund genannt – versteht man die lokalisierte oder universelle Verminderung von Knochengewebe, die die alters- und geschlechtsbedingte Rückbildung überschreitet. Die Veränderung des Knochengewebes führt zu einer geringeren Knochendichte und verminderter Belastbarkeit. Betroffen sind vor allem Frauen nach dem Klimakterium, Patienten nach längerer Cortisontherapie und Malabsorptions-/Maldigestionsstörungen.

Zu Beginn äußert sich die Erkrankung mit Rücken- und Knochenschmerzen bei körperlicher Belastung, später hat der Betroffene auch in Ruhelage Schmerzen. Im weiteren Verlauf kommt es zu feinen Einrissen in den Wirbelkörpern, die zu Wirbelkörperdeckplatteneinbrüchen führen können. Durch die allgemeine Entkalkung der großen Röhrenknochen kommt es schon bei geringer Belastung zu Spontanbrüchen. Hierbei sind vor allem die Knochen der Extremitäten – besonders der Oberschenkelhals – betroffen. Der Oberschenkelhals bricht nicht, weil man hingefallen ist, sondern zuerst bricht unter Belastung der Knochen, worauf der Patient hinfällt!

Osteoporose bei Malabsorption und Maldigestion

Unter Malabsorption versteht man die gestörte Aufnahme von Nahrungsbestandteilen, unter Maldigestion die mangelhafte und unvollständige Verdauung.

Die tägliche Nahrung, die wir zu uns nehmen, enthält normalerweise genügend Vitamine, Mineralstoffe, Spurenelemente, Salze und Eiweiße, die notwendig sind, um Knochensubstanz zu bilden. Eine mangelhafte Ernährung und/oder ein gestörter Stoffwechsel kann die Nahrungsverwertung unmöglich machen. Infolge ungenügender Eiweißzufuhr entwickelt sich z.B. der Schwund der Knochengrundsubstanz, die aus Eiweiß besteht. Eine gestörte Magen-Darm-Schleimhaut und/oder geschwächte Organfunktionen von Leber und Bauchspeicheldrüse beeinträchtigen zusätzlich den verlangsamten Eiweißaufbau von alternden Menschen. Ein über längere Zeit bestehender Durchfall kann ein Alarmzeichen des Organismus sein, dass eine schwerwiegende Verdauungsstörung vorliegt. Damit sich aus dieser Erkrankung keine Osteoporose entwickelt, sollten solche Durchfälle unbedingt vom Arzt abgeklärt werden!

Osteoporose nach Cortisonbehandlungen

Cortison ist ein Hormon der Nebennierenrinde. Für die Betrachtung des Krankheitsbildes Osteoporose ist allerdings die spezielle Cortisontherapie bei entzündlich-allergischen Erkrankungen von Bedeutung. Wenn cortisonhaltige Medikamente über längere Zeit eingenommen werden müssen, z.B. bei Asthma bronchiale oder rheumatischen Erkrankungen, verändert sich die Magenschleimhaut. Die schützende Schleimschicht wird dünnflüssiger und anfälliger für Magengeschwüre. Die so geschädigte Magenschleimhaut kann ihre Aufgaben, vor allem die Aufspaltung der Eiweiße nicht mehr bewältigen und es entsteht auch hier schon die weiter oben beschriebene Malabsorption/Maldigestion. Weiterhin nimmt man an, dass Cortison nicht nur die Kalkeinlagerung verhindert, sondern auf biochemischem Wege zusätzlich den Knochen Kalk entzieht.

Osteoporose nach der hormonellen Umstellung der Wechseljahre

Ein weiterer wichtiger Faktor für die Osteoporoseentwicklung ist die hormonelle Umstellung in den Wechseljahren. Hormone sind die feinen Steuerungsmechanismen aller Lebensvorgänge. Jede Veränderung im Hormonhaushalt hat auch Veränderungen von Organfunktionen zur Folge. Der sinkende Östrogenspiegel spielt bei der Knochenentkalkung und der verminderten Kalziumeinlagerung im Knochen eine Schlüsselrolle. So ist es nicht verwunderlich, dass die Osteoporose das Schreckgespenst aller Frauen über 50 Jahre ist! Der langsame, schleichende Krankheitsverlauf ist unauffällig. Wer denkt denn schon bei Rückenschmerzen an eventuelle Knochenentkalkung? Wer befürchtet bei länger andauernden Durchfällen Mangelerscheinungen? Hinzu kommt, dass bereits über die Hälfte der Knochenmasse umstrukturiert ist, wenn die Osteoporose röntgenologisch darstellbar und zu diagnostizieren ist!

Was Sie zur Vorbeugung gegen Osteoporose tun können

- Achten Sie auf Ihr Körpergewicht – Übergewicht stellt eine erhöhte Belastung für ein geschwächtes Knochensystem dar.
- Achten Sie auf eine ausgewogene Vollwerternährung mit viel Obst, Gemüse und Salat.
- Meiden Sie Zucker – dieser raubt dem Körper Vitamine und Mineralstoffe.

- Stärken Sie durch Gymnastik Ihre Muskulatur und die gesamte Durchblutung. Die Osteoporosegymnastik beinhaltet vor allem isometrische Spannungsübungen, die – ohne viel Kraft – individuell gestaltbar und auch für sportlich Untrainierte leicht zu erlernen sind.

Wenn die Osteoporose bereits diagnostiziert ist, wird der Arzt mit allen Mitteln versuchen, den Knochenabbau zu stoppen. Leider lässt sich der degenerative Prozess – die bereits eingesetzte Entkalkung – nicht mehr rückgängig machen. Zur Diskussion steht bei relativ jungen betroffenen Frauen eine Hormonbehandlung. Mit einer geringen Östrogengabe, häufig über Hormonpflaster, versucht man, die Entkalkung aufzuhalten und gleichzeitig Wechseljahrsbeschwerden zu lindern. Allerdings stellen auch kleine Hormongaben für den Organismus einen massiven Eingriff in die Eigenregulationsmechanismen dar. Ihr Gynäkologe wird mit Ihnen ausführlich über mögliche Nebenreaktionen sprechen und Ihnen Vor- und Nachteile der Hormontherapie darlegen.

Viel diskutiert wurde die Fluor-Kalziumtherapie. Leider konnte dabei keine wesentliche Veränderung bzw. Stagnation der Osteoporose festgestellt werden. Man vermutet sogar, dass vermehrte Kalziumgaben Gefäßverkalkungen bzw. arteriosklerotische Veränderungen begünstigen.

Nach wie vor hört man in der Arztpraxis sehr häufig den Ausspruch: „Mit der Osteoporose müssen Sie eben leben – dagegen ist kein Kraut gewachsen. Dies ist der Preis der erhöhten Lebenserwartung." Aber gerade hier kann die Akupunkt-Massage nach Penzel wirksam eingreifen. Viele Patienten kommen zur Behandlung, obwohl sie genau wissen, dass die Osteoporose nicht geheilt werden kann. Sie haben aber gehört, dass eine wesentliche Schmerzlinderung zu erreichen ist und es sogar zu einer Stagnation der Entkalkung kommen kann.

So hilft die APM bei Osteoporose
Wie alle anderen Erkrankungen ist auch die Osteoporose eine Energieflussstörung. Deshalb therapiert die APM über das Meridiansystem den gestörten Energiefluss, um das energetische Gleichgewicht wieder herzustellen. Das individuell schwächste Organ oder Körpersystem wird

zuerst spürbar erkranken, wobei man als Laie selten die Zusammenhänge im Körper erkennen kann. So kann die Ursache der Osteoporose vielleicht eine Narbe sein, die den Energiefluss so massiv behindert, dass eine Unterversorgung des Knochengewebes eintritt. Eine Energieflussstörung kann auch durch Gelenkblockaden, Beinlängendifferenzen und statische Veränderungen ausgelöst werden. Die Durchblutung und die nervale Versorgung von Körpergeweben und Organen ist hierbei beeinträchtigt und kann natürlich auch die Entkalkung des Knochens verursachen.

> Die Knochenentkalkung, also Osteoporose, ist die Reaktion des Körpers auf mehrere Stoffwechselstörungen. Sie stellt das Symptom der Erkrankung dar und nicht die tatsächliche Krankheitsursache

Bei der Akupunkt-Massage nach Penzel wird nach energetischem Befund behandelt. Wenn Sie beispielsweise heute Schmerzen an der Wirbelsäule haben, so werden diese Beschwerden momentan im Vordergrund der Behandlung stehen. Am nächsten Tag haben Sie vielleicht ganz andere Beschwerden. Deshalb ist vor jeder Behandlung ein neuer Befund nötig. Durch die ganzheitliche Therapie wird der Rückenschmerz gelindert, gleichzeitig wird – über die Energieverlagerung – der Organismus gezwungen, eine Eigenregulation vorzunehmen. Dort, wo zu wenig Energie ist, wird sie vermehrt angelagert und gleichzeitig wird das energievolle Gebiet entleert. So wird in jeder Behandlung der gesamte Organismus angesprochen. Aus der Sicht der APM schafft ein harmonischer Energiefluss die Voraussetzung dafür, dass sich die Magenschleimhaut regenerieren und dass sich der gesamte Stoffwechsel verbessern kann. Dadurch wird auch die Durchblutung gefördert und die Versorgung des Knochengewebes normalisiert sich.

Die Therapie mit der APM beinhaltet neben der Meridianmassage auch die Narbenbehandlung und die Pflege von Wirbelsäule und Gelenken. Eine alte, längst vergessene Narbe kann die fließende Energie so weit behindern, dass der Organismus manchmal erst nach Jahren mit Krankheit, Unterversorgung und Schmerzen reagiert. Blockaden am Kreuz-Darmbein-Gelenk, Beinlängendifferenzen und Bewegungseinschränkungen können den Energiefluss ebenfalls massiv stören. Das Lösen und Lockern von Gelenkblockaden erfolgt erst nach mehreren ausgleichenden, energetischen Therapien. Diese Vorbehandlung ermöglicht es, dass auch hier mit sanften Handgriffen erfolgreich gearbeitet werden kann. Es werden also keine chiropraktischen Anwendungen durchgeführt. Allerdings werden Patienten ein paar einfache gymnastische Übungen empfohlen, damit auch aus energetischer Sicht die Wirbelsäule und die Gelenke gut versorgt werden und eine erneute Blockadebildung vermieden wird.

Osteoporose ist leider auch mit der Akupunkt-Massage nach Penzel nicht heilbar. Doch die Methode hilft Ihnen auf natürliche Weise, die Schmerzen zu lindern. Sehr häufig konnte nach einer Behandlungsserie mit APM eine Stagnation der Entkalkung festgestellt werden. Aber Sie selbst können einen wesentlichen Beitrag zu Ihrer Gesunderhaltung leisten, indem Sie sich zur Osteoporose-Prophylaxe mit der Akupunkt-Massage nach Penzel behandeln lassen. Hat Ihr Arzt bei Ihnen bereits erste Anzeichen einer Osteoporose festgestellt, so können Sie mit der APM auf natürliche Weise Ihren Körper unterstützen, um einer weiteren Entkalkung vorzubeugen und um Schmerzen zu lindern.

Die Behandlung von Husten, Bronchitis und Asthma bronchiale mit der Akupunkt-Massage nach Penzel

Akute Bronchitis

Jeder von uns hat wohl – im Zuge einer Erkältungskrankheit – die akute Bronchitis kennengelernt. Krankheitserreger im Nasen-Rachen-Raum können von den Mandeln nicht mehr abgefangen und vernichtet werden. So gelangen sie über die Luftröhre in die Stammbronchien. Dabei entstehen zuerst Schluckbeschwerden, dann Kratzen im Hals, Heiserkeit, Schmerzen hinter dem Brustbein beim Atmen und zum Schluss der Husten mit Auswurf. Der gesamte Atemtrakt ist damit beschäftigt, die Krankheitserreger zu vernichten und mit dem Abhusten aus dem Körper zu entfernen. Auch wenn der ständige Husten ausgesprochen lästig ist, so sollte man den Hustenreiz nicht medikamentös unterbinden. Der Husten, meist mit dickem schleimigen Auswurf, ist die beste und natürlichste Selbsthilfe des Körpers, die mit den guten, alten Hausmitteln wie Bettruhe, Hustentee und warmen Fußbädern unterstützt werden kann. Die akute Bronchitis klingt normalerweise nach etwa einer Woche ab.

Eine länger bestehende Bronchitis mit hohem Fieber muss unbedingt vom Hausarzt behandelt werden!

Natürlich bietet die Apotheke viele rezeptfreie Medikamente bei Erkältungskrankheiten an. Bedenken Sie: Nasensprays lassen zwar die Nasenschleimhaut abschwellen – aber die Schleimhäute trocknen dabei aus und die Atemluft kann weder angefeuchtet noch erwärmt werden. Hustensäfte, Tropfen und Lutschbonbons schmecken vielleicht gut – aber ein Glas Tee mit Honig hat meistens auch die versprochene hustenlindernde Wirkung. Nicht umsonst sagt der Volksmund: „Die Erkältung dauert eine Woche, mit Medikamenten sieben Tage!"

Was Sie dagegen tun können
Wer einmal im Jahr eine Erkältung mit einer akuten Bronchitis hat, sollte lieber versuchen, sie mit den alten Hausmitteln, wie heißem Fußbad, Bettruhe und Schonkost auszukurieren, als die Krankheitssymptomatik mit Medikamenten zu unterdrücken. Diese kurze Erkältung stellt nämlich den besten Schutz vor weiteren Erkältungen dar, weil durch den Kontakt mit Krankheitserregern für die nächste Zeit das Abwehrsystem aktiviert wird. Ein medikamentöses Unterdrücken von Husten, Schnupfen, Heiserkeit schwächt dagegen das Immunsystem und bereitet den Boden für chronische Beschwerden.

Chronische Bronchitis

Von chronischer Bronchitis spricht man, wenn der Husten zum „ständigen Begleiter" wird (Reizhusten, allergischer Husten, Raucherhusten) und von Atemnot, Schmerzen bei der Atmung und gelblich-schleimigem Auswurf begleitet ist.

Der ständige Hustenreiz mit Auswurf schädigt und zerstört auf Dauer die zarten Flimmerhärchen der Bronchialschleimhaut. Die chronische Bronchitis muss unbedingt behandelt werden, um schwerwiegende Schädigungen der Lunge zu vermeiden!

Üblicherweise werden entzündungshemmende und schleimlösende Präparate verordnet, die allerdings häufig Codein und/oder Cortison enthalten. Sprechen Sie deshalb mit dem verordnenden Arzt über eventuell auftretende Nebenwirkungen. Codein ist morphiumähnlich und kann zur Abhängigkeit führen! Die sinnvollste Therapie der chronischen Bronchitis ist, wenn es irgend möglich ist, die Krankheitsursachen (Rauchen!) auszuschalten. Durch einen Klimawechsel (Nord- und Ostsee oder Hochgebirge) kann die Regeneration der Schleimhäute gefördert und die körpereigene Abwehr aktiviert werden.

So hilft die Akupunkt-Massage nach Penzel
Bei chronischen Leiden wie chronischer Bronchitis kann mit der Akupunkt-Massage nach Penzel auf natürliche Weise geholfen werden. Die richtige energetische Versorgung unterstützt den Körper in seinem Bestreben der Eigenregulation und aktiviert die Selbstheilungskräfte. Die Energieverlagerung bewirkt sowohl einen Reiz an der Schleimhaut, wobei es zu einer Sekretlösung kommt, als auch ein schmerzfreies Abhusten. Die entzündlichen Schwellungen können abklingen und die Schleimhaut kann sich regenerieren. Zusätzlich kann sich das überlastete Lymphsystem erholen und durch die energetische Versorgung ihre normale Funktion wieder aufnehmen.

Lungenemphysem
Bei einer schweren Verlaufsform kann die chronische Bronchitis auch zum Lungenemphysem führen. Die durch die Bronchitis ständig gereizte und geschwollene Schleimhaut bewirkt auf Dauer eine Druckveränderung in der Lunge. Die zarten Lungenbläschen platzen durch diese erhöhte Belastung – es entsteht die Blählunge. Dadurch wird die innere Oberfläche vermindert und der Gasaustausch kann nicht mehr in der gewohnten Weise aufrecht erhalten werden. Der permanente Sauerstoffmangel wirkt sich negativ auf die körperliche Belastbarkeit, auf Niere, Herz und Kreislauf aus.

Zerstörtes Gewebe kann leider nicht mehr erneuert werden. Somit liegt der Behandlungsschwerpunkt auf der Regeneration der nur zum Teil geschädigten Schleimhaut und dem Erhalt der restlichen gesunden Lunge. Leichte Bewegungsübungen in frischer Luft, gezielte Atemgymnastik, vernünftige Lebensweise und das Aktivieren der körpereigenen Abwehr gegen Infekte führt in den meisten Fällen zur Linderung der Beschwerden.

So hilft die Akupunkt-Massage nach Penzel
Das Lungenemphysem mit degenerativen Veränderungen im Gewebe kann leider nicht mehr ausgeheilt werden. Mit der Akupunkt-Massage nach Penzel wird vor allem das allgemeine Wohlbefinden gesteigert, die Infektanfälligkeit vermindert und das restliche, gesunde Lungengewebe gestärkt. Sehr häufig kann durch die Harmonisierung eine Stagnation der Erkrankung erreicht werden.

Lungenentzündung

Die gleichen Krankheitserreger, die eine akute Bronchitis auslösen, können – vor allem bei geschwächten Menschen und bei Kleinkindern – eine Lungenentzündung verursachen. Hohes Fieber, Schüttelfrost bzw. Fieberkrämpfe, heftiger Husten mit manchmal blutigem Auswurf und Atemschmerzen sind höchste Alarmzeichen. Hier ist der Einsatz von Antibiotika unbedingt notwendig. Normalerweise heilt die Lungenentzündung innerhalb von zwei bis drei Wochen ohne Komplikationen aus.

Asthma bronchiale

Unter Asthma bronchiale versteht man den anfallsweise auftretenden heftigen Husten mit Atemnot. Man kennt inzwischen sehr viele auslösende Faktoren, die die angeborene Bereitschaft der überempfindlichen Bronchialschleimhaut in ihrer Krampfneigung unterstützen, beispielsweise
- Reizgifte
- Staub
- Blüten- und Gräserpollen
- Tierhaare (Hunde, Katzen, Pferde, Kaninchen)
- Temperaturschwankungen
- Stress

Wie unterschiedlich auch die auslösenden Faktoren sind, meistens reagiert die Innenschicht der Bronchien mit vermehrter Schleimproduktion und Aufquellungen, wodurch die Atmung erschwert wird. Die Lunge erscheint gebläht. Dadurch entsteht ein Missverhältnis zwischen dem Kohlendioxid, das ausgeatmet werden muss, und dem notwendigen Sauerstoff der Einatemluft. Die gleichzeitig auftretende Lebensangst unterstützt die Krampfneigung der Muskelschicht in den Bronchien. Es entsteht der typische Asthmaanfall mit erschwerter Ausatmung, Atemnot und heftigen Hustenanfällen.

Die Behandlung des Asthmakranken richtet sich primär gegen den Anfall und die damit verbundenen Beschwerden. Somit stehen bronchienerweiternde Medikamente, meist als Aerosole, die auch sekretlösend und krampfmindernd wirken, im Vordergrund. Häufig werden auch hier cortisonhaltige Medikamente verschrieben, deren Nebenwirkungen allerdings gravierend sind. Sprechen Sie deshalb unbedingt mit Ihrem Arzt über zu erwartende Wirkungen und Nebenwirkungen und fragen Sie auch nach alternativen Heilmethoden (Autogenes Training, Atem- und Entspannungsübungen, Akupunktur etc.).

Asthma bronchiale kann sehr unterschiedliche Krankheitsursachen haben. Sowohl für die herkömmliche Schulmedizin als auch für die Naturheilverfahren ist Asthma bronchiale ein schwer zu therapierendes Krankheitsbild. Das Zusammentreffen von angeborener Disposition zu Schleimhauterkrankungen, die Neigung zu Allergien und die chemischen Belastungen der Umwelt machen eine effektive Ursachentherapie nahezu unmöglich.

So hilft die Akupunkt-Massage nach Penzel
Es liegt allerdings in der Hand des Asthmatikers, auf welche Weise er eine Linderung erzielen möchte. Die Akupunkt-Massage nach Penzel kann erst dann ihre volle Wirkung entfalten, wenn der Körper möglichst frei von Fremdsteuerungseffekten ist. Hierzu zählen vor allem Schmerz-, Schlaf-, Beruhigungsmittel und Cortison. In enger Zusammenarbeit mit dem verordnenden Arzt kann, in einer erfahrungsgemäß anfallsärmeren Zeit, die Cortisongabe reduziert werden: Zur gleichen Zeit wird mit der APM begonnen. Selbstverständlich sollte der Patient nach wie vor sein Dosieraerosol bei sich haben! Im Zuge der Behandlungsserie kann es nach dem Abklingen der Erstreaktionen zu wesentlichen Erleichterun-

gen kommen. Trotz niedriger Cortisongaben verringert sich die Entzündung, die Krampfneigung lässt nach und auch die psychische Belastung wird geringer. Sehr häufig kann zu diesem Zeitpunkt – aber nur auf ärztliche Anordnung! – die Behandlung mit Cortison ausschleichend abgesetzt werden. Nun beginnt der effektivere Behandlungsabschnitt mit der APM.

Die Akupunkt-Massage nach Penzel unterstützt den Organismus, über den Energieausgleich in allen Körpersystem und Organen eine Energieregulation vorzunehmen. Die energieleeren Bereiche werden energetisch besser versorgt – es erfolgt z.B. die Regeneration der geschädigten Schleimhaut. Am Anfang löst sich viel Schleim, der allerdings leicht abgehustet werden kann. Ganz automatisch normalisiert sich die Atmung. Die energievollen Bereiche werden entleert – der dauernde Reizzustand durch die Entzündungsherde nimmt ab und eine natürliche Abwehr kann sich aufbauen.

Leider kann dem Asthmatiker keine Heilung versprochen werden, denn die krankheitsauslösenden Faktoren können nicht ausgeschaltet werden. Allerdings besteht die berechtigte Hoffnung, durch eine Langzeittherapie mit Akupunkt-Massage nach Penzel eine wesentliche Linderung der Asthmaanfälle zu erreichen. Manchmal werden sogar über Jahre keine Asthmaanfälle mehr registriert.

APM: Den Energiehaushalt neu ordnen

Da bei der Akupunkt-Massage nach Penzel der Körper in seiner Gesamtheit therapiert wird, werden über den Energiekreislauf alle Körpersysteme und Organe angesprochen. Bei allen Erkrankungen der Atemwege steht das geschwächte Abwehrsystem, das Lymphsystem, im Vordergrund. Die Erkrankung breitet sich über den Atemtrakt zur Lunge hin aus. Lungenprobleme führen zu Herz-Kreislaufbelastungen und Nierenschädigungen.

Erinnern Sie sich an Kapitel „Grundlagen der Akupunktur": Alle Yin-Meridiane ziehen über die Brust und versorgen die Lunge und die Atemwege. Fast alle Yang-Meridiane stehen indirekt mit der Lunge in Verbindung, indem sie die Wirbelsäule, die Rückenmuskulatur und die Atemhilfsmuskeln energetisch versorgen.

Eine Anhäufung harmloser Erscheinungen wie kalte Füße, zusätzlich ein Abend in einem verrauchten Zimmer und vielleicht Ärger in der Familie kann die allgemeine Abwehrkraft des Körpers schwächen. Zum Zeitpunkt der Erkrankung liegt ein ausgesprochener Leerezustand an den lymphatischen Organen im Rachen vor, wodurch die Erreger ungehindert eindringen können. Der Körper versucht sich zu wehren, wodurch eine Energieverlagerung entsteht. Im vorher energieleeren Bereich baut sich eine Entzündung (Energiefülle) mit geschwollenen Mandeln, Halsschmerzen und Schnupfen auf, gleichzeitig macht sich ein inneres Frösteln bemerkbar. Da die gesamte Energiemenge relativ konstant bleibt, muss ein Energieleerezustand immer zusammen mit einem Energiefüllezustand auftreten. Der Leerezustand macht sich durch Frösteln bemerkbar, der Füllezustand durch eine Entzündung.

Dieses Grundwissen ist die Arbeitsgrundlage der Akupunkt-Massage nach Penzel. Mit sanften Massagereizen im Verlauf der energieleeren Meridiane wird dem Körper die Möglichkeit gegeben, seinen Energiehaushalt neu zu ordnen. Hierbei wird der gesamte Meridian oder die Meridiangruppen behandelt. So werden dem Körper Impulse zu einer energetischen Neuordnung gegeben. Die Krankheitssymptomatik (Husten und Heiserkeit) und die Krankheitsursache (kalte Füße, geschwächte Abwehr) werden zur gleichen Zeit behandelt.

Krankheitsursachen können auch Narben im Verlauf der Meridiane sein, Fehlstellungen und Blockaden im Bereich vom Kreuz-Darmbein-Gelenk und der Wirbelsäule, psychische Störungen und vieles mehr. Eine ganzheitliche Therapie wie die APM beinhaltet immer die Störfeldbeseitigung, sofern dies möglich ist.

Aus der Praxis
Der Bericht einer Mutter über die Behandlung von Asthmatischer Bronchitis bei ihrer Tochter mit der APM:

„Welche Mutter hat es nicht erlebt, dass ihr Kind einmal erkrankt? Mir ist es mit meiner Tochter A. im November vor vier Jahren so ergangen wie tausend anderen Müttern auch. A. begann Anfang November Symptome einer Bronchitis zu zeigen. Meine Konsultation bei unserem Hausarzt brachte eine medikamentöse Therapie mit üblichen Medikamenten. Die Krankheit steigerte sich dermaßen, dass meine Tochter Hustenattacken bis zum Erbrechen bekam. Ein erneuter Besuch bei unserem Hausarzt ergab die Diagnose „Asthmatische Bronchitis".

Eine entsprechende Behandlung mit Antibiotika folgte in einem Zeitraum von 10 Tagen. Es trat keine Besserung ein! Unser Arzt setzte eine medikamentöse Therapie für das Kranheitsbild Pseudokrupp an. Mit ungutem Gefühl verabreichte ich meiner Tochter alle nötigen Medikamente. Keine Besserung! Alle folgenden Versuche, eine Besserung herbeizuführen, schlugen fehl. Anfang Februar riet unser Arzt eine erneute zehntägige Behandlung mit Antibiotika an. Am Abend desselben Tages beriet ich mit meinem Mann, was zu tun sei. Als er von der beabsichtigten Antibiotikagabe hörte, kam ein deutliches NEIN.

Mein Mann arbeitete in einer Klinik für orthopädische und psychosomatische Erkrankungen. Seit Jahren wendet er energetische Therapieformen, wie Akupunkt-Massage nach Penzel, chinesische Fußreflexzonenbehandlung und Moxabehandlungen bei seinen Patienten an. Er hatte bis zu diesem Zeitpunkt von der Behandlung unserer Tochter Abstand genommen, weil emotionale Bindungen zu Familienangehörigen eine Behandlung erschweren können. Eine erneute Antibiotikabehandlung lehnte mein Mann ab, und er begann unsere Tochter mit Akupunkt-Massage nach Penzel zu behandeln. Wir setzten alle Medikamente ab und gaben ein pflanzliches Hustenmittel, um das Abhusten zu erleichtern. Sie können sich meine Verblüffung vorstellen, als meine Tochter nach der ersten Behandlung zwar noch hustete, aber sich nicht mehr erbrechen musste. Um so schöner war es, als sie nach der vierten Behandlung beschwerdefrei wieder ihrem kindlichen Drang nach ausgelassenen Spielen nachkommen konnte."
Marion B.

Die Behandlung von Magen-Darm-Erkrankungen mit der Akupunkt-Massage nach Penzel

Von der Nahrungsaufnahme bis zur Ausscheidung hat alles, was wir essen und trinken, einen langen Weg vor sich. Auf diesem Weg kann Einiges geschehen, was für Magen und Darm schädlich ist. Viele Erkrankungen im Magen-Darm-Trakt entstehen durch zu hastiges Essen, mangelhaftes Kauen und ungenügendes Einspeicheln der Nahrung. Nicht umsonst sagt man, dass die Verdauung im Mund beginnt.

Sobald der Speisebrei den Rachen erreicht, wird der Schluckreflex ausgelöst. Der Kehldeckel verschließt die Luftröhre und die angedaute Nahrung gelangt über die Speiseröhre in den Magen. Durch die Duft- und Geschmacksstoffe der Speisen und die Freude am Essen ist bereits die Magensaftproduktion angeregt worden. Der Magen hat die Aufgabe, den Speisebrei vorübergehend zu speichern und die Verdauung von Eiweißstoffen vorzubereiten. Gewebshormone sorgen dafür, dass kleine Portionen des Speisebreies in den Zwölf-Finger-Darm gelangen. Hier erfolgt mit Hilfe der Sekrete der Bauchspeicheldrüse die weitere Aufspaltung der Kohlenhydrate und Eiweißstoffe in ihre Bestandteile. Für die Fettverdauung wird sowohl Gallenflüssigkeit benötigt als auch die speziellen Enzyme der Bauchspeicheldrüse. Die eigentliche Nahrungsaufnahme, die Resorption, erfolgt im Dünndarm. Die gelösten Bestandteile der Nahrung gelangen über das Blut zur Leber und werden dort weiter verarbeitet. Der Dickdarm entzieht dem restlichen Speisebrei vor allem Wasser und bringt unverwertbare Stoffe zur Ausscheidung.

Der gesamte Magen-Darm-Trakt stellt eine Art Schlauchsystem mit Ausbuchtungen dar, in das viele Drüsen und Ausführungsgänge der großen Bauchorgane einmünden. Die innere Schicht besteht aus schützendem Schleim, damit die Verdauungssäfte die darunter liegende Muskelschicht nicht angreifen können. Wellenförmige Muskelbewegungen, Peristaltik genannt, transportieren die aufgenommene Nahrung in Richtung Anus.

Ein umfassendes Abwehrsystem sorgt dafür, dass die mit der Nahrung aufgenommenen Krankheitserreger vernichtet werden. Im Mundbereich sind es vor allem die Mandeln, im Darm hat der Blinddarm eine ähnliche

Funktion, und zusätzlich schützen lymphatische Organe die vielen Darmschlingen. Auch stellt das saure Milieu des Magens eine natürliche Barriere für Bakterien dar. Trotzdem können im Magen-Darm-Bereich die verschiedensten Krankheiten auftreten.

Oesophagitis

Die Entzündung der Speiseröhre hat in erschreckender Weise zugenommen. Sowohl der Pilzbefall, als auch die gefürchtete Infektion mit Herpes-Viren können Entzündungen auslösen. Die ersten Anzeichen sind vor allem länger anhaltende schmerzhafte Schluckbeschwerden, Druckgefühl hinter dem Brustbein und ein Wundheitsgefühl in der Speiseröhre. Erkrankungen im Mund können immer auch die Speiseröhre befallen. Man vermutet, dass durch zu häufige Antibiotikagaben der natürliche Schutz im gesamten Verdauungskanal zerstört wird. Dadurch wird der Pilzbefall ermöglicht und gefördert.

Gastritis

Wohl jeder hatte schon einmal einen verdorbenen Magen mit den begleitenden Symptomen Schweißausbruch, Übelkeit, Erbrechen, Durchfall, Bauchweh und Blähungen. Meistens kennt man selbst die Ursachen dafür – beispielsweise zu üppiges Essen und/oder zu viel Alkohol. Nach ein bis zwei Fasten- oder Schonkosttagen mit Kamillentee und Zwieback ist die akute Gastritis bald wieder auskuriert.

Chronische Gastritis

Wesentlich problematischer ist der chronische Reizmagen. Unsere hektische Lebensweise, Stress, Kaffee, Alkohol, zu heiße und zu scharfe Speisen und ungenügend gekaute Nahrung überfordern den Magen. Die schützende Magenschleimhaut wird ständig gereizt. Sie wird dünner und flüssiger, so dass die Magensäure das Körpergewebe angreifen kann. Die chronische Gastritis bereitet relativ wenige Beschwerden und wird deshalb oft verkannt.

Die ständig überreizte Magenschleimhaut, verbunden mit der Überproduktion der Magensäfte, führt bei relativ jungen Patienten zu einer Übersäuerung. Im Verlauf einer chronischen Gastritis kann es zur Eigenverdauung des Magens und zur Bildung von Magengeschwüren kommen. Bei älteren Patienten und vor allem bei Frauen bewirkt der ständige Reiz an der Magenschleimhaut einen degenerativen Prozess der Magendrüsen. Das ursprünglich saure Milieu im Magen verändert sich und begünstigt dadurch vor allem das weitere Eindringen von Bakterien.

> WICHTIG: Magenprobleme, die über eine längere Zeit bestehen, plötzliche Unverträglichkeit von Speisen, ungewollte Gewichtsabnahme, Erbrechen und veränderte Stuhlbeschaffenheit sind immer ernst zu nehmende Alarmzeichen und müssen von Ihrem Arzt abgeklärt werden! Nennen Sie Ihrem Arzt dabei auch alle Medikamente, die Sie einnehmen, denn sehr viele Präparate wie beispielsweise Cortison können zusätzlich die Magenschleimhaut schädigen.

Bei diesen Beschwerden unbedingt zum Arzt

Magen- und Zwölffingerdarm-Geschwür

Obwohl diese beiden Erkrankungen nichts miteinander zu tun haben, werden sie meistens gemeinsam genannt, da die Symptomatik sehr ähnlich ist. Zu beobachten ist der heftige Schmerz unmittelbar nach der Nahrungsaufnahme beim Magengeschwür und der Spät- oder Nüchternschmerz beim Zwölffinger-Darmgeschwür. Bei beiden Erkrankungen besteht stets die Gefahr von Blutungen und dass das Geschwür darunter liegendes Gewebe zerstören kann. Der Magendurchbruch ist auch heute noch eine lebensbedrohliche Erkrankung!

Die modernen medizinischen Untersuchungstechniken erlauben eine relativ genaue Diagnose, um danach zu entscheiden, welche Therapie in Betracht kommt. Ein Magenkrebs muss selbstverständlich sofort operiert werden. Dagegen bewirken alternative Heilmethoden, Entspannungstechniken und ganzheitliche Heilverfahren oft ein rasches Abheilen der Geschwüre, wenn die auslösenden Krankheitsursachen beseitigt werden.

Infektiöse Darmerkrankungen

Krankheitserreger, vor allem Bakterien und Salmonellen, die wir mit der Nahrung aufgenommen haben, werden normalerweise von der Magensäure zerstört. Produziert der Körper zu wenig Magensäure, oder handelt es sich um säurefeste Erreger, so können diese Krankheitserreger ungehindert in den Darm gelangen. Infektiöse Darmerkrankungen beginnen meist als akutes Geschehen mit Fieber, Durchfall und Erbrechen und müssen sofort in ärztliche Behandlung, um die Ansteckungsgefahr so gering wie möglich zu halten.

Allergische Darmerkrankungen

Erkrankungen des Dünndarms äußern sich meist durch Gewichtabnahme, Mangelerscheinungen und zum Teil übelriechende Durchfälle mit Blähungen. Die aufgenommene Nahrung, die durch die Verdauungssäfte in ihre Bestandteile aufgeschlossen wurde, wird normalerweise vom Dünndarm resorbiert. Eine geschädigte Dünndarmschleimhaut kann diese Aufgabe nicht erfüllen. Es kann sich hier um einen angeborenen Defekt und/oder um eine allergische Reaktion handeln. Von besonderer Bedeutung ist hier der Laktasemangel, durch den der Darm nicht in der Lage ist, Milch zu verarbeiten.

Bei der Zöliakie, auch einheimische Sprue genannt, handelt es sich um eine Getreideallergie und wahrscheinlich ebenfalls um eine Autoimmunerkrankung. Der Organismus kann Bestandteile des Getreides, das Gluten, nicht verarbeiten. Es kommt hierbei zu einer Zerstörung der Darmschleimhaut, wodurch die anderen wichtigen Bestandteile der Nahrung, vor allem Fett, nur noch mangelhaft aufgenommen werden können. Darauf reagiert der Organismus mit chronischen Durchfällen und Fettstühlen.

Morbus Crohn

Morbus Crohn nennt man eine chronisch-entzündliche Erkrankung im Verdauungskanal, die im Mund, Magen, aber überwiegend in den unteren Bereichen des Dünndarms auftritt. Die Krankheitszeichen ähneln denen der chronischen Blinddarmreizung (leichtes Fieber, Druckschmerz im rechten Unterleib und Durchfall). Noch ist die Krankheitsursache ungewiss. Man vermutet eine Autoimmunkrankheit, die familiär gehäuft auftritt und oft in Verbindung mit Stress, Leistungsdruck und Ehrgeiz zum ersten Mal auffällig wird.

Da die Krankheitsursache nicht geklärt ist, ist die Therapie auch uneinheitlich. Mit einer milchfreien, aber eiweißreichen Diät und zusätzlicher Vitamingabe versucht man, dem Organismus alle lebenswichtigen Substanzen zu geben. Leider werden sehr häufig auch cortisonhaltige Medikamente eingesetzt, um die Entzündung zu unterdrücken. Aber Cortisone bewirken auch, dass die schützende Schleimhaut dünner und flüssiger wird. So wird der restliche natürliche Schutz auch noch angegriffen.

Colitis ulcerosa

Man vermutet bei der Colitis ulcerosa eine Autoimmunerkrankung, wobei sich die Antikörper nicht nur gegen die Bakterien im Darm richten, sondern auch gegen das körpereigene Gewebe. Der Körper reagiert mit heftigsten Darmkrämpfen und wässrigen, oft auch blutigen Durchfällen. Der Dickdarm hat normalerweise die Aufgabe, Wasser und Elektrolyte zurückzuresorbieren. Die ständig fortschreitende Entzündung des Dickdarms bis hin zur totalen Zerstörung macht diese Aufgabe unmöglich. Der Organismus verliert lebenswichtige Salze und Flüssigkeit, was auf Dauer zu Herzschäden, Blutarmut und zur Austrocknung führt. Colitis ulcerosa wird mit Diät und cortisonhaltigen Präparaten behandelt.

Obstipation und Stuhlverstopfung

Schlackenstoffe, die nicht ausgeschieden werden, können auf Dauer zu schwerwiegenden Erkrankungen des gesamten Körpers führen. Die Ursache der Verstopfung liegt meistens in der falschen Nahrung, der Hektik im Alltag und dem Missbrauch von Abführmitteln. Dabei ist es so einfach und so wirkungsvoll, gezielt gegen die Verstopfung vorzugehen: Erziehen Sie Ihren Darm zur Pünktlichkeit! Dies wird sicherlich nicht auf Anhieb gelingen, aber nehmen Sie sich die gebotene Zeit.

Hämorrhoiden

Hämorrhoiden sind stark verdickte Venen am inneren und/oder äußeren Schließmuskel, die zu Entzündungen und Blutungen führen können. Der Juckreiz und die Schmerzen beim Stuhldrang sind häufig unerträglich. Eine gewisse Linderung wird durch viele frei verkäufliche Zäpfchen und Salben erreicht. Selten tritt dadurch eine Heilung ein. Allerdings sollte eine Hämorrhoidenoperation nur in absoluten Notfällen in Betracht kommen, denn es kann zu schwer wiegenden Komplikationen kommen. Es besteht keine Sicherheit, dass sich nicht erneut Hämorrhoiden bilden.

Krebs

Im gesamten Magen-Darm-Trakt besteht ein großes Risiko, an Krebs zu erkranken. Dank der modernen Untersuchungsmethoden können auch kleinste, bösartige Zellwucherungen erkannt und frühzeitig operativ entfernt werden, so dass die Überlebenschance bei Magen-Darm-Krebs relativ groß geworden ist.

Alarmzeichen	Widerwillen gegen Fleisch, Nahrungsunverträglichkeit und Blutbeimengungen im Erbrochenen oder im Stuhl können erste Alarmzeichen sein und müssen unbedingt vom Arzt abgeklärt werden.

Wurmerkrankungen

Wurmerkrankungen äußern sich vor allem durch nächtliches Afterjucken, manchmal auch mit Blutbeimengungen im Stuhl, Gewichtsabnahme und einer auffallenden Blässe. Eine einfache Stuhluntersuchung sichert die Diagnose. Der Arzt wird Ihnen eine Darmkur verordnen, die Sie schnell von Ihren Parasiten befreit. Eine anschließende Darmsanierung ermöglicht eine rasche Regeneration der Darmschleimhaut und der Darmflora.

APM bei Magen-Darm-Erkrankungen

Magen- und Darmerkrankungen sind Systemerkrankungen. Eine einzige kleine Störung kann sämtliche Organe in Mitleidenschaft ziehen. Deshalb wird bei der Akupunkt-Massage nach Penzel nicht die einzelne Krankheit, sondern das gesamte System behandelt. Bei der APM wird das Meridiansystem, in dem ein Energiemangel herrscht, mit sanften Strichen massiert. Wenn der individuelle Tagesbefund ergibt, dass Sie heute einen Energiemangel im Magenbereich haben, so wird nicht nur der Magen behandelt, sondern alle Meridiane an der Vorderseite des Körpers. Mit einem Massagestäbchen streicht der Therapeut von der Fußsohle über die Beine von innen, den Bauch, die Brust hin bis zu den Fingerspitzen. Insgesamt versorgen sechs Yin- Meridiane auf jeder Körperseite und ein übergeordnetes Gefäß den Körper von vorne. Diese Energiebahnen versorgen den gesamten Darmbereich, alle großen Verdauungsorgane, den Magen und die Speiseröhre mit Energie. Somit ist leicht verständlich, dass eine Unterbrechung dieser Leitbahnen Störungen im Magen-Darm-Trakt hervorrufen kann.

Ein wichtiger Gesichtspunkt bei der Behandlung von Magen-Darm-Erkrankungen ist die Narben-Entstörung.

- Wieviele Frauen haben lange Narben nach einer Unterleibsoperation oder einem Kaiserschnitt. Diese Narben durchtrennen drei wesentliche Meridiane, die auch den Magen mit Energie versorgen.
- Wie viele Menschen haben eine Blinddarmnarbe! Genau an der Stelle, wo sich diese Narbe befindet, verlaufen zwei Meridiane, die sowohl den Dickdarm als auch die Bauchorgane versorgen.

> Jede Narbe kann die Energie – wie ein Staudamm einen Fluss – behindern. So entsteht vor dem Staudamm ein Zuviel und hinter dem Staudamm ein Zuwenig an Energie. Um einen harmonischen Fluss zu erreichen, muss also vor allem der „Staudamm", die Störstelle, beseitigt werden.

Narben

Die akute Entzündung ist ein Zeichen von Energiefülle. Hier sorgt die Akupunkt-Massage nach Penzel dafür, dass sich der Füllezustand abbaut. Das chronische Geschehen entsteht meistens durch einen länger bestehenden Energiemangel. Über die Therapie des Meridiansystems wird genau dort die Energie angelagert. Beide Erscheinungen, Energiefülle und Energieleere, treten immer zur gleichen Zeit auf, beispielsweise ein verdorbener Magen und Kältegefühl. Hier hilft am besten das alte Hausmittel: mit Kamillentee und Wärmflasche ins Bett! Die akute Blinddarmentzündung dagegen wird mit Eisbeuteln gelindert.

Die Akupunkt-Massage nach Penzel hilft dem Körper, die Energie wieder gleichmäßig verteilen, indem genau dort massiert wird, wo der Körper zu wenig Energie hat. So kann beispielsweise eine spontane Schmerzlinderung eintreten, ohne dass überhaupt die empfindliche Bauchdecke berührt worden ist. So kann ebenfalls eine schmerzfreie Darmentleerung ermöglicht werden, indem über den Rücken gearbeitet wird.

Die Behandlung von Rheuma mit der Akupunkt-Massage nach Penzel

Unter rheumatischen Erkrankungen versteht man schmerzhafte und funktionsbeeinträchtigende Störungen des Stütz- und Bewegungssystems, die das Bindegewebe und mitunter auch die inneren Organe betreffen und sowohl akut als auch chronisch auftreten können. Pauschal fasst man dabei alle Erkrankungen des Bewegungsapparats zusammen, die Schmerzen auslösen und die Beweglichkeit behindern. Dazu gehören unter anderem

- Chronische Arthritis
- Gicht
- Fibromyalgie (generalisierter Weichteilrheumatismus)
- Muskelverspannungen
- Bewegungsschmerzen
- Sehnenentzündungen
- Knirschende und schmerzende Gelenke
- Hexenschuss

Die Medizin kennt inzwischen etwa 400 verschiedene Erscheinungsformen des Rheumatismus. Dabei werden drei große Gruppen unterschieden:

Entzündlicher Rheumatismus (Arthritis)

Davon sind etwa sieben Prozent aller Rheumatiker betroffen. Die folgenschwerste Form dieses Gelenkrheumas ist die chronische Polyarthritis, unter der in Deutschland 1,2 Millionen Menschen leiden, davon drei- bis viermal mehr Frauen als Männer.

Als Ursache vermuten die Wissenschaftler neben erblichen Anlagen eine angeborene Bereitschaft des Immunsystems zur Fehlregulation. Das bedeutet, dass das Immunsystem Abwehrstoffe produziert, die sich auch gegen den eigenen Körper richten und die Gelenkinnenhaut zerstören. Je nach Schweregrad der Erkrankung verändern sich die Gelenke immer mehr unter großen Schmerzen. Bei zehn Prozent der Patienten kommt es sogar zu schweren Verkrüppelungen.

Typische Symptome für eine beginnende Polyarthritis sind:
- Müdigkeit
- Appetitlosigkeit
- Gewichtsabnahme
- depressive Stimmungslagen
- steife Hand- und Fußgelenke (ganz besonders morgens nach dem Aufstehen)
- häufiges Kribbeln und Taubheitsgefühl an Händen und Füßen
- kleine rote Knötchen über den Gelenken

Degenerativer, abnutzungsbedingter Rheumatismus

Von dieser Erkrankung sind etwa achtzig Prozent aller über 60-Jährigen betroffen. Der Verschleiß beginnt allerdings meistens schon im dritten Lebensjahrzehnt. Ursachen können beispielsweise unzureichende Bewegung, Gefäßveränderungen, Kalkmangel, Osteoporose und Bandscheibenvorfälle sein. Auch Entzündungsprozesse und Zellwucherungen in der Gelenkinnenhaut können zu rheumatischen Beschwerden führen. Direkte Auslöser sind meist Alterungsvorgänge. Am häufigsten treten diese Rheumaerkrankungen zwischen dem dritten und fünften Lebensjahrzehnt auf. Aber auch Zwanzigjährige können schon darunter leiden. Der Grund: Die einseitige Belastung bestimmter Gelenke, etwa bei monotonen Bewegungen am Arbeitsplatz, führt zu vorzeitiger Gelenkermüdung.

Symptome:

- Zunächst treten die typischen „Anlaufschmerzen" auf: morgens und nach längerem Sitzen oder Liegen tun die Gelenke weh – der Schmerz verschwindet aber wieder, sobald man sich bewegt.
- Später kommt es zu Belastungs- und Ermüdungsschmerzen. Die Beine knicken weg oder man lässt nach größerer Anstrengung etwas fallen.
- Im fortgeschrittenen Stadium kommt es zu Ruhe- und Nachtschmerzen und mitunter auch zu einer Kälteempfindlichkeit der betroffenen Gelenke. Außerdem strahlen die Schmerzen oft vom betroffenen Gelenk in andere Regionen aus. So schmerzt beispielsweise bei einer Hüftgelenksarthrose die Innenseite des Kniegelenks.

Als Ursache für die Arthrose können verschiedene Befindlichkeiten in Frage kommen:
- angeborene Knorpelstoffwechselstörung (vor allem bei der Fingerpolyarthrose)
- chronische Überbelastung des Gelenks (etwa durch Leistungssport oder jahrelange Schwerarbeit)
- Übergewicht

Weichteilrheuma

Unter dieser Erkrankung leiden über 50 Prozent aller Rheumatiker. Meistens sind dabei die Sehnen und Bänder, die Schleimbeutel, die Nerven und das Unterhautbindegewebe betroffen. Auch hier gibt es zahlreiche Ursachen:
- mechanische Überbeanspruchung der Muskeln und Sehnen – etwa bei Computer- oder Fließbandarbeit
- Zugluft, Kälte und Nässe
- Überheben oder plötzliche ruckartige Bewegungen
- Alterungs- und Abnutzungsprozesse
- psychisch bedingte Faktoren
- hormonelle und stoffwechselbedingte Vorgänge

Sehr häufig wird jede entzündliche schmerzhafte Gelenkerkrankung als Rheuma bezeichnet, obwohl die Erkrankung „nur" rheumaähnlich ist. Beide Arten sind sehr schmerzhaft. Für den Betroffenen spielt es keine Rolle, wie seine Erkrankung letztendlich genannt wird. Ihm ist vor allem daran gelegen, eine Therapie zu finden, die ihm hilft, die Schmerzen zu lindern und die Beweglichkeit zu erhalten. So heißt es ja auch im Volksmund: „An Rheuma stirbt man nicht, aber man leidet sein Leben lang."

Die Krankenkassen investieren viele Millionen jährlich, um Rheumakranken zu helfen. Aber auch wenn man bei den Präparaten, die zur Schmerzlinderung und zum Abklingen der Entzündung verschrieben werden, von „Antirheumatika" spricht, so ist bis jetzt noch kein Medikament gefunden, das gegen Rheuma wirkt. Lange Zeit betrachtete man Cortisone als Wundermittel, da sich die Schmerzen rasch linderten und sich die entzündlichen Schwellungen schnell zurückbildeten. Inzwischen sind allerdings so viele Nebenwirkungen bekannt – beispielsweise Oedeme, Knochenentkalkungen, Magengeschwüre, Bronchialerkrankungen und Schleimhautveränderungen –, dass Medikamente mit Cortison nur noch ungern verordnet werden. Cortisone verursachen auch das sogenannte „Mondgesicht" und die Stammfettsucht – dadurch fühlen sich nicht nur weibliche Personen entstellt und zusätzlich behindert. Die übrigen Schmerzmedikamente, die bei Rheuma verordnet werden, enthalten u.a. Salizylsäure, belasten den Magen stark und können zu Blutungen führen.

Kuranwendungen und Maßnahmen der physikalischen Therapie sind bei jedem Rheumatiker gewissermaßen Pflicht. Einerseits versucht man, die Beweglichkeit durch Gymnastik zu erhalten, andererseits lernt der Betroffene, falls schon Gelenkversteifungen vorliegen, mit der Behinderung den Alltag zu bewältigen. Lange Zeit wurden alle Rheumakranken mit Wärme therapiert, wie Fango, Schlick, Paraffin und Rotlicht. Danach kam die Periode, in der alle Rheumatiker mit Kälte behandelt wurden, mit Eis, Kryopack und Stickstoff.

Beide Therapien können wohltuend sein – doch alles zu seiner Zeit! Wenn ein entzündetes Gelenk sich heiß anfühlt, wird man versuchen, dem Körper die Wärme durch kühlende Auflagen, beispielsweise Quarkpackungen, Lehmwickel, essigsaure Tonerde usw., zu entziehen. Ein chronisch erkranktes Gelenk benötigt Wärme, um die Durchblutung anzuregen. In diesem Fall ist die Angora-Auflage, das „Katzenfell", die durchblutungsfördernde Einreibung und die Wärmepackung angebracht.

Rheuma ist ein „fließender" Schmerz mit schmerzfreien Intervallen und Krankheitsschüben. In den schmerzfreien Phasen ist Wärme und Bewegung angebracht. Während der akuten Krankheitsschübe kann mit kühlenden Auflagen Linderung erzielt werden.	*Bei Rheuma – Wärme oder Kühlung?*

APM bei Rheuma

Die Akupunkt-Massage nach Penzel betrachtet das Krankheitsbild „Rheuma" aus einem ganz anderen Blickwinkel, der in diesem Buch schon mehrfach ausführlich besprochen wurde. Dieser trifft, wie für viele anderen Krankheiten, auch für die rheumatischen Erkrankungen zu. In allen fernöstlichen Heilmethoden sieht man den Menschen als Einheit, als Ganzes. Jeder Mensch hat eine gewisse Energiemenge zur Verfügung. Diese Lebensenergie fließt gleichmäßig und harmonisch entlang genau definierter Bahnen, den Meridianen, durch den Körper und versorgt alle Organe, Knochen, Muskeln, Sehnen usw. bedarfsgerecht mit der Energie, die für die jeweilige Funktion notwendig ist. Die Energieleitbahnen des Körpers bilden einen in sich geschlossenen Kreislauf. Dieser ist allen Körper- und Organsystemen regulierend und kontrollierend übergeordnet. Ein gestörter Energiehaushalt ist – aus energetischer Sicht – die eigentliche Ursache einer Erkrankung und somit auch für die Krankheitsentstehung von Rheuma verantwortlich.

Jeder von uns ist Tag für Tag vielen Krankheitserregern ausgesetzt, doch solange der Energiefluss gleichmäßig und harmonisch den Körper durchflutet, sind wir gesund und leistungsfähig. Auch bei entsprechender Veranlagung wird die Krankheit nicht ausbrechen. Wird allerdings der Energiefluss im Laufe der Jahre ständig durch Narben, Gelenkblockaden, Stress, Umwelteinflüsse und vieles mehr behindert, wird der schwächste Teil des Körpers zuerst erkranken.

Der Rheumakranke ist beispielsweise genetisch vorbelastet, dazu kommen die üblichen Erkrankungen, die jeder von uns durchläuft – und auf einmal kommt der erste Rheumaschub. Es baut sich einerseits eine Energiefülle, andererseits eine Energieleere auf. Kleinere Disharmonien kann der Körper selbst regulieren. Bleiben die Störungen allerdings über längere Zeit bestehen, bemerkt man die Energiefülle als akuten Schmerz mit den Zeichen der Entzündung. Die Energieleere ist Ausdruck der energetischen Unterversorgung mit Kältegefühl. Natürlich versucht der Körper, sich selbst zu helfen und seinen gestörten Energiekreislauf zu regulieren. Aus der Energieleere wird nun die Energiefülle mit dem akuten Schmerz. Der Schmerz „fließt".

Die Behandlung von Rheuma

Vor der Akupunkt-Massage nach Penzel wird zusätzlich zur ärztlichen Diagnose der energetische Befund erhoben, um festzustellen, ob sich das erkrankte Gelenk, der schmerzhafte Muskel in einem energetischen Füllezustand befindet beziehungsweise, wo der energetische Energiemangel auftritt. Ein Gelenk, das sich heiß anfühlt, hat zuviel Energie; dagegen sind chronische Krankheitszustände Zeichen eines Energiemangels. Beide Erkrankungen sind häufig zur gleichen Zeit anzutreffen. Die Energie, die unserem Körper zur Verfügung steht, ist eine ganz genau vorgegebene Menge. Wenn an einer Stelle ein „Zuviel" ist, muss an anderer Stelle ein „Zuwenig" sein. Die Akupunkt-Massage nach Penzel leitet die Energie verstärkt dorthin, wo im Organismus ein Mangel vorherrscht. So bekommt der Körper die Möglichkeit, durch eine Energieverlagerung seinen gestörten Kreislauf neu zu regulieren. Diese Therapie wird angewandt bei

- akutem Rheuma
- chronischer Polyarthritis
- allen rheumatoiden Erkrankungen

In der Phase des akuten Krankheitsschubes kann die APM eine wesentliche Schmerzlinderung – frei von Nebenwirkungen! – ermöglichen. Die Energie, die in den entzündlichen Gelenken blockiert ist, kann nach dieser sanften Massage weiter fließen.

In der relativ schmerzarmen Zeitspanne kann die APM eine vermehrte Beweglichkeit bewirken. Die verbesserte energetische Versorgung der erkrankten Gelenke fördert die Durchblutung. So können Schlackenstoffe, die sich an den Gelenkinnenflächen abgesetzt haben, gelöst und ausgeschieden werden.

Die Akupunkt-Massage nach Penzel sorgt für einen gleichmäßigen Energiefluss, um die Eigenregulationskräfte zu aktivieren und die körpereigene Abwehr zu unterstützen. In der Ganzheitsmedizin – und dazu zählt auch die APM – behandelt man nicht nur die Krankheitssymptome, den Schmerz und die Gelenkentzündungen, sondern auch die Krankheitsursache. Dabei wird besonderes Augenmerk auf die „Störstellen" im Energiekreislauf gelegt.

Narben, die nach Impfungen, Operationen und Verletzungen entstanden sind, können den Energiefluss behindern und so mit verantwortlich für viele rheumaähnliche Krankheitssymptome sein. Nach neuen Erkenntnissen vermutet man, dass auch verschiedene Metallmaterialien im Mund – nach Zahnbehandlungen und/oder Zahnersatz – die Krankheitsbereitschaft fördern. Durch die spezielle Narbenpflege und eine gezielte Wirbelsäulen- und Gelenktherapie wird dem Organismus die Chance gegeben, die möglichen Blockaden im Energiekreislauf zu vermindern und unter Umständen auch gänzlich zu beseitigen.

Immer wieder wird beobachtet, dass der Rheumapatient nach einer Behandlungsserie mit der Akupunkt-Massage nach Penzel eine wesentlich längere schmerzfreie Zeit zu verzeichnen hat. Die akuten Schübe zeigen eine schwächere Verlaufsform und manchmal kommt es zum Stopp der entzündlichen Prozesse.

APM Bestandteil der Rheumakur?	WICHTIG: Wegen ihrer guten Erfolge bei rheumatischen Erkrankungen ist die Akupunkt-Massage nach Penzel Bestandteil vieler Kurmittelangebote. Falls Ihr Arzt Ihnen eine Kur empfiehlt, achten Sie darauf, dass Sie an Ihrem Kurort mit der APM behandelt werden können. Ein aktuelles Adressenverzeichnis aller Kurkliniken und Sanatorien, die mit APM arbeiten, kann Ihnen auf Wunsch zugeschickt werden. Die Anschrift des APM-Zentrums in Heyen finden Sie im Anhang. Ebenfalls auf Ihren Wunsch hin unterrichtet dieses den Therapeuten im Kurort über den augenblicklichen Stand der Therapie, damit Ihnen kein kostbarer Tag Ihrer Genesung verloren geht. So kann der APM-Kollege am Kurort genau an der Stelle die Behandlung weiterführen, wo Sie zu Hause aufgehört haben.

Aus der Praxis
Patientenbericht über die Behandlung heftiger Schulterschmerzen mit der Akupunkt-Massage nach Penzel. Darin wird besonders deutlich, wie genau der Therapeut auf seinen Patienten eingeht und ihm auch mögliche psychosomatische Ursachen seiner Erkrankung aufzeigt.

„Es begann damit, dass ich am Montag mit Schmerzen in der Schulter aufwachte. Ich hatte in der vergangenen Woche begonnen, unser Gästezimmer zu renovieren. Trotz der Beschwerden setzte ich die Arbeiten fort, aber nachmittags waren die Schmerzen so stark, dass ich einen Arzt aufsuchte. Die verordneten Schmerzmittel halfen, so konnte ich dienstags meine Arbeit fortsetzen. In der Nacht wurden die Schmerzen allerdings grausam, der Arm war vollkommen unbeweglich. Zwei Tage hielt dieser Zustand an. Am Freitag hatte ich morgens einen Termin für eine Akupunkt-Massage bei Frau I. Mir war die Behandlungsweise unbekannt; ich wusste nur von einer Bekannten, der sie bei einer anderen Erkrankung geholfen hatte. Während der Behandlung forderte mich Frau I. auf, mir vorzustellen, was in meiner Schulter vor sich ginge. Fast nebenbei fragte sie, ob mir die Renovierungsarbeiten Spaß machen würden.

Zu Hause begann meine Arbeit: Zunächst gestand ich mir ein, dass ich das Gästezimmer gerne renovieren wollte, mich aber dabei von meiner Familie sehr im Stich gelassen fühlte. Wenn ich an die Vorgänge in meiner Schulter dachte, sah ich nur einen riesigen Felsblock. Ich verknüpfte beide ‚Erkenntnisse… und versuchte, mit eigener Anstrengung und mit Hilfe der Familie den Fels zu bewegen, Nach einigen Tagen lag der Brocken abgestützt von Pfählen am Ufer eines ruhig fließenden Baches. Am Sonntag war er ganz verschwunden, das Wasser floss ungehindert. Gleichzeitig gingen die Schmerzen im Arm zurück und langsam kam die Beweglichkeit des Armes zurück. Am Montag stand ich vor der Zimmerwand und kratzte die Tapeten ab. Am Dienstag kam ich zur 2. Behandlung, da konnte ich den Arm hochheben und Frau I. vor Freude und Dankbarkeit umarmen. Natürlich fühlte ich mich körperlich schwach, aber ich denke, ich habe auch eine schwere Arbeit vollbracht. Jetzt sind 12 Tage seit der Erkrankung vergangen. Der Arm ist voll beweglich, die Schmerzen sind vorbei und ich fühle mich gesund und fröhlich. Ich denke, die Massage und die Denkanstöße waren beide notwendig, um mich in die Lage zu versetzen, die äußerst schmerzhafte Krankheit zu besiegen."

Schmerzbehandlung mit der Akupunkt-Massage nach Penzel

„Schmerz ist der Freund unserer Gesundheit!" Dieser Satz muss jedem, der gerade unter Schmerzen leidet oder gar ständiger Schmerzpatient ist, als Provokation erscheinen. Und doch ist der Schmerz wirklich ein guter Freund und Beschützer der Gesundheit, denn

- er macht uns auf Gefahren aufmerksam
- er informiert uns über Bedrohungen des Organismus von außen und innen
- er bewahrt uns vor Schaden, Verstümmelungen und verdorbener Nahrung

Erst durch schmerzhafte Erfahrungen haben wir gelernt und lernen noch, Gefahrenquellen zu erkennen und zu vermeiden!

Aus medizinischer Sicht unterscheidet man zwei Schmerzqualitäten:
- somatischer Schmerz oder auch Oberflächen-, Muskel- und Gelenkschmerz
- visceraler Schmerz oder auch Eingeweideschmerz

Der somatische Schmerz
Der somatische Schmerz untergliedert sich in einen Oberflächen- und einen Tiefenschmerz.

In der Haut befinden sich sehr viele oberflächige Rezeptoren (Empfangseinrichtungen des Organismus für bestimmte Reize), die auf chemische, thermische, mechanische und elektrische Reize mit Schmerz reagieren. Die freien Nervenendigungen in den Rezeptoren melden über sensible Nervenfasern jeden Reiz der Haut an das zentrale Nervensystem. Das Rückenmark gibt diesen Impuls an das Großhirn weiter. Hier erfolgt die Umschaltung und Reizbeantwortung.
Jeder hat sich schon einmal an einem spitzen Gegenstand gestochen. Dieses momentan spitze, helle Empfinden klingt sehr schnell ab und

ein dumpfer, brennender Schmerz setzt ein. Man spricht auch von Tiefenschmerz. Ähnliches kennen wir auch von Verletzungen der Skelettmuskulatur, der Knochen und der Gelenke.

Der viscerale Schmerz
Der viscerale oder Eingeweideschmerz entsteht bei rascher und starker Dehnung von Hohlorganen und Eingeweiden, mangelhafter Durchblutung und/oder Krämpfen (z.B. Gallenkolik, Magengeschwür, Blinddarmentzündung). Hierbei registrieren spezielle Mechano- und Chemorezeptoren, besonders der Lunge, des Magen-Darm-Traktes, der Harnblase und des Gefäßsystems, die veränderte Wandspannung und geben diese Meldung über Nervenfasern an das Gehirn weiter. Gleichzeitig werden Schmerzen an die Körperoberfläche übertragen.

Akuter Schmerz – Chronischer Schmerz
Die beiden in den vorhergehenden Abschnitten genannten Schmerzen können in unterschiedlicher Form auftreten: als akuter oder als chronischer Schmerz.

Der akute Schmerz, beispielsweise nach Verbrennung, Schlag oder Stoß, ist auf den Ort der Schädigung begrenzt. Die Heftigkeit der Schmerzen ist abhängig von der Größe des betroffenen Gebietes und der Schädigung des Gewebes. Diese Schmerzen haben Warn- oder Signalfunktionen. Der Körper nimmt eine Schonhaltung ein. Einerseits wird das verletzte Gebiet auf diese Weise vor erneutem Schaden bewahrt, andererseits können Haut, Muskeln und Gewebe rascher verheilen.

Von chronischen Schmerzen spricht man, wenn Schmerzzustände über längere Zeit bestehen und/oder in gewissen Zeitabständen wiederholt auftreten (z.B. Rückenschmerz, Zahnschmerz, Kopfschmerz, Migräne). Der chronische Schmerzpatient ist das „Sorgenkind" der Schulmedizin. Zwar ist seine Erkrankung meistens medizinisch diagnostiziert – aber er leidet weiterhin unter Schmerzen.

So hilft die Schulmedizin
Der Arzt hat die Möglichkeit, durch gezielte Blutuntersuchungen,

Ultraschall, Elektro-Encephalogramm, EKG und andere Messtechniken festzustellen, wo die Schmerzursache liegt. Aber auch in unserer heutigen Zeit ist es immer noch schwer, eine genaue Diagnose zu stellen. Je exakter Sie selbst den Schmerz beschreiben und lokalisieren können, desto gezielter kann der Arzt die Untersuchungsmethoden ausrichten. Ist die Krankheitsursache gefunden, so kann die gezielte Behandlung einsetzen. Hierbei werden so wenig Schmerzmittel wie möglich verordnet, um Abhängigkeit und mögliche sekundäre Organschäden zu vermeiden. Doch oft bleiben, wenn das primäre Leiden erkannt und kuriert wurde, Schmerzen zurück, die nicht verschwinden wollen.

Die pharmakologische Schmerzbehandlung
Hier gibt es drei Möglichkeiten:
- Analgetische Mittel
  Sie wirken schmerzhemmend und führen nicht zur Einschränkung oder Ausschaltung des Bewusstseins. Schmerzhemmende Mittel enthalten u.a. Abkömmlinge der Salicylsäure, meistens Acetylsalicylsäure (ASS). Dieser Wirkstoff ist auch in Aspirin enthalten. Analgetische Mittel können die Reaktionsfähigkeit vermindern, schwere Organschädigungen hervorrufen und zur Sucht führen!
- Narkotische Schmerzmittel
  Unter diesem Begriff werden alle stark wirksamen Substanzen zusammengefasst, die einerseits auch stärkste Schmerzen lindern, andererseits aber auch zum Ausschalten des Bewusstseins führen, also narkoseähnlich wirken. Hierzu zählen vor allem Morphine, Opiate und ihre Abkömmlinge. Diese Mittel unterliegen strengster Kontrolle und werden auch im Krankenhaus nur in wirklichen Ausnahmefällen verabreicht.
- Psychopharmaka
  Psychopharmaka oder Tranquillizer zählen eigentlich nicht zu den Schmerzmitteln, sondern zu den Beruhigungsmitteln. Allerdings werden sie gerne zusätzlich in der Behandlung eingesetzt, da sie eine allgemeine Entspannung und Beruhigung herbeiführen. Auch Beruhigungsmittel können der Gesundheit schaden und zur Abhängigkeit führen!

Psychologische Schmerztherapien

- Entspannung und Meditation
  Die in unseren Breiten wohl bekannteste Entspannungstherapie ist das „Autogene Training". Unter Anleitung eines Therapeuten erlernt der Patient, über seine eigene Vorstellungskraft Wärme und Schwere zu empfinden. Es tritt eine „konzentrative Entspannung" ein. Zusätzlich wird – über das vegetative Nervensystem – eine Organselbstregulation erreicht.
- Hypnose, Hypnotherapie
  Durch Suggestion wird ein schlafähnlicher Zustand mit Bewusstseinseinengung und herabgesetzter Willensbildung herbeigeführt. In der „Halbwach-Hypnose" kann der Therapeut seinem Patienten Anweisungen geben, die dieser später auch im Wachzustand befolgen kann. Schmerzpatienten können durch Hypnose erlernen, konzentrativ ihr Leiden bewältigen.

Physiotherapie in der Schmerzbehandlung

- Wärme und Kälte
  In der heutigen Rheumatherapie kommen sowohl Kälte- als auch Wärmetherapien je nach individueller Situation zur Anwendung, um den Schmerz zu lindern.
- Massage und Gymnastik
  Je nach Krankheit werden die unterschiedlichsten Massagen verordnet, z.B. klassische Muskelmassagen, Lymphdrainagen oder Bindegewebsmassagen, um nur die Wichtigsten zu nennen.
- Elektrotherapie
  Die elektrische Reizung in der Schmerztherapie macht es sich zunutze, dass sich Schmerzen überlagern bzw. überdecken lassen. Es kommt zu einer „Gegenirritation". Die Weiterleitung der Schmerzrezeptoren zum Rückenmark und weiter zum Gehirn kann vermindert werden. Die Elektrotherapie ist eine sehr vielschichtige Behandlungsmethode, die vor allem bei Muskel- und Gelenkschmerzen eingesetzt wird.
- Akupunktur
  Akupunktur hat den großen Vorteil, dass der bereits geschädigte Organismus nicht zusätzlich durch Medikamente und deren Neben-

wirkungen belastet wird. Allerdings können nicht alle Schmerzpatienten mit Nadeln behandelt werden bzw. sprechen auf den Nadelreiz an.

- Akupressur
Akupressur ist eine Punktebehandlung, die ähnliche Wirkmechanismen wie die klassische Nadelakupuntur anspricht. Hierbei wird der Akupunkturpunkt gedrückt. Diese Methode kann auch von medizinischen Laien erlernt werden und dient der Selbstbehandlung bei Schmerzen.

APM in der Schmerztherapie
Die Akupunkt-Massage nach Penzel zählt zu den Behandlungen im Rahmen der physikalischen Therapie. Es kommen die Reize der Massage nach den Regeln und Erkenntnissen der Akupunktur (aber ohne Nadelungen) zur Anwendung. Bestandteile einer Behandlungsserie sind neben der Meridiantherapie auch die spezielle Narbenpflege, Elektrotherapie, Wirbelsäulen- und Gelenkbehandlung und sanfte Lockerungsübungen. Akupunkt-Massage nach Penzel ist eine ganzheitliche Therapieform, wobei die Krankheitsursache **und** die Krankheitsauswirkungen behandelt werden.

In der APM ist jede Krankheit, jeder Schmerzzustand Ausdruck einer Energieflussstörung. Die Behandlung beruht in erster Linie darauf, diese Störung zu beseitigen. Die Krankheitsursache und das momentane Schmerzempfinden können sich durchaus an verschiedenen Körperpartien befinden. So können beispielsweise Kopfschmerzen zahlreiche Ursachen haben: Nackenverspannungen, Wirbelsäulenprobleme, Herz- und Kreislaufschäden, hormonelle Veränderungen, Verdauungsstörungen, Allergien, aber auch Tumoren, Geschwulste, Gehirnhautentzündungen usw. Würde nur das Symptom Kopfschmerz mit Schmerzmitteln unterdrückt, so kann die tatsächliche Krankheitsursache nie erkannt und auskuriert werden.

Deshalb werden in der APM anstatt des Kopfes vielleicht diejenigen Meridiane therapiert, die von den Füßen über den Unterbauch, zur Brust und zu den Armen ziehen. Die Behandlung beeinflusst – über das Versorgungsgebiet der Meridiane – sowohl die hormonelle Steuerung als auch die Verdauungsorgane. Gleichzeitig werden Kopf und Wirbelsäule entlastet.

Im Vordergrund jeder Schmerzbehandlung mit APM steht der momentane, energetische Befund. Diesen wird der Therapeut über eine spezielle Tasttechnik, über den Probestrich oder über die Ohrzonen erstellen. Hierbei wird mit sanftem Druck ein Teilstück eines Meridians am Unterbauch massiert. Die nachfolgende Therapie beruht auf diesem momentanen Tagesbefund. Die sanft anregende Therapie erfolgt generell in den energetisch leeren Meridianen, das heißt häufig von der schmerzenden Gegend entfernt. So kann es sein, dass eine Migräne behandelt wird, ohne dass jemals der Kopf berührt wird. Der Therapeut streicht nur mit einem Massagestäbchen im Verlauf der energieleeren Meridiane über die Hautoberfläche. Dieser sanfte Reiz reicht aus, den Körper zu einer Energieverlagerung zu veranlassen. Der Patient spürt oft schon nach einer Behandlung, wie sich der Schmerz verändert.

Aus der Praxis
Selbst nach Kieferoperationen kann mit der APM der Schmerz gelindert werden, wie der folgende Erfahrungsbericht zeigt:

„Wie soll ich nur anfangen, Ihnen meinen Leidensweg zu beschreiben? Ich bin 63 Jahre alt und war 38 Jahre als Krankenschwester beruflich tätig. 1984 operierte man mich am Unterkiefer, denn ich hatte einen Schlotterkiefer, als Folge einer vollständigen Prothese, die ich mit 35 Jahren bereits erhalten hatte. Bei der Operation wurde der Nervus trigeminus verletzt. Es war m. E. ein Operationsfehler, ich klagte, kam aber nicht durch. Meine Unterlippe brannte Tag und Nacht wie Feuer, die linke Gesichtshälfte war taub und beim Sprechen wurde alles noch schlimmer. Ich besuchte verschiedene Schmerzkliniken und hatte einen elektrischen Stimulator implantiert, um den Nerv zu aktivieren – aber alle Versuche waren leider vergeblich.

Schließlich gelangte ich in eine psychosomatische Klinik in Scheidegg. Meine Tochter bekam ein Kind, wurde aber von ihrem Partner verlassen, ich war am Ende, dem Suicid nahe. In Scheidegg bekam ich Einzeltherapie und Akupunkt-Massage nach Penzel. Nach 6 Terminen wurden Narben entstört und mit einem Mal war mein Brennen in den Lippen nicht mehr da. Ich wollte es nicht glauben und verschwieg es volle fünf Tage. Für mich war es ein Wunder, für den Chefarzt wunderbar.

Anschließend behandelte Frau Z. in Wettstetten meine Narben weiter und kümmerte sich auch um meine Schmerzen in der rechten Hüfte, die von einem Jucken im Oberschenkel begleitet wurden und schon seit vielen Jahren bestanden. Sie stellte bei mir unterschiedlich lange Beine fest, ich musste zusätzlich zur Behandlung spezielle Übungen machen. Nun sind alle Beschwerden verschwunden.

Bedauerlicherweise lehnte die AOK die Kostenübernahme für die APM ab, obwohl ich alle Unterlagen der Schmerzkliniken eingereicht hatte. Erst nach einem Widerspruch – die APM nach Penzel war schließlich die einzige Therapie, die mir helfen konnte – genehmigte man mir die Übernahme von 6 Behandlungen.

Seit einiger Zeit kann ich nun wieder ohne Schmerzen leben und bin der glücklichste Mensch. Ich danke allen, die mir geholfen haben!"
(Renate M.)

Die Behandlung des kranken Kindes mit der Akupunkt-Massage nach Penzel

Bei jeder Erkrankung Ihres Kindes sollte vom Arzt Ihres Vertrauens medizinisch abgeklärt werden, ob es sich um einen ernsten Fall handelt! Nach gestellter Diagnose liegt es in Ihrer Hand und in Ihrer Verantwortung, welchen Weg Sie einschlagen, damit Ihr Kind wieder gesund wird. Hier die richtige Entscheidung zu treffen, ist schwer. Deshalb folgen einige Informationen zu den einzelnen Krankheiten, die zur Orientierung dienen mögen.

> Gerade bei der Behandlung von Kindern (man denke an den Erfahrungsbericht der Mutter über ihr an asthmatischer Bronchitis leidendes Kind) und der begleitenden Behandlung ist die Akupunkt-Massage nach Penzel besonders gut geeignet. Die Therapie erfolgt ja mit ganz sanften Massagereizen, die entweder mit der flachen Hand oder mit einem Massagestäbchen ausgeführt werden. Zu keiner Zeit schmerzt die Behandlung! Doch ist die Therapie so wirkungsvoll, dass sowohl die Krankheitsursache als auch die Krankheitssymptome beseitigt werden können. Mit der Akupunkt-Massage nach Penzel kann Ihr Baby von ersten Tag an behandelt werden, denn es gibt keine Nebenwirkungen und Gegenindikationen.

Akupunkt-Massage bei Kindern besonders geeignet

Die Verkrampfung des Magenausganges (Pylorusspasmus)

Charakteristisch für diese Krampfneigung ist das spontane Erbrechen der aufgenommenen Nahrung, der stark geblähte Bauch und die von außen gut sichtbaren Bewegungen des Magens. Da die notwendige Flüssigkeit nicht aufgenommen werden kann, besteht schon nach wenigen Tagen die Gefahr des Austrocknens.

So hilft die Akupunkt-Massage nach Penzel

Sehr häufig können sanfte Streichungen im Verlauf der Meridiane die Verkrampfungen lösen. Bei der APM wird Ihr Kind nur mit der flachen Hand behandelt, damit der Energiefluss im Körper auf natürliche Weise harmonisiert wird.

Die Drei-Monats-Kolik

Der kaum drei Monate alte Säugling schreit dabei und lässt sich kaum beruhigen. Die Schmerzattacken treten häufig nach der Nahrungsaufnahme und besonders nachts auf. Die Ursache der kolikartigen Schmerzen ist noch nicht bekannt. Manchmal liegt es an zu hastigem Trinken, das zu Blähungen führt. Manchmal ist das Verdauungssystem des Kleinkindes auch durch die Umstellung von der Muttermilch auf Fertigmilchnahrung überfordert.

Bewährte Hausmittel, beispielsweise häufigere Mahlzeiten mit kleineren Portionen, Fencheltee und Einreibungen bewirken oft schon eine Linderung.

So hilft die Akupunkt-Massage nach Penzel
Mit der Akupunkt-Massage nach Penzel können sowohl die Koliken als auch das durch Schmerzen und Schreien überreizte Nervensystem des Säuglings beeinflusst werden.

Hüftgelenksdysplasie
Bei der Geburt sind normalerweise der Oberschenkelknochen mit dem Hüftkopf und die Gelenksfläche des Beckens schon so weit ausgebildet, dass das Hüftgelenk seine normale Stellung einnehmen kann. Unter der Hüftgelenksdysplasie versteht man das nicht vollständig entwickelte Hüftgelenk. Meistens ist die Gelenkpfanne zu flach und der Gelenkkopf rutscht aus seiner normalen Lage. Die Ursachen der ungleich ausgebildeten Gelenkflächen sind relativ unbekannt.

Erste Anzeichen, die auf eine Hüftfehlstellung deuten können, sind: Schiefstehende, asymmetrische Po-Falten, ein verkürzt erscheinendes Bein und/oder erschwerte Abspreizung. Bei diesen Symptomen sollten Sie unbedingt Ihren Kinderarzt um eine gezielte, zusätzliche Untersuchung bitten.

Das Spreizhöschen ist auch heute noch die meist angeordnete Maßnahme bei Hüftgelenksdysplasie im Säuglingsalter. Später wird mit spezieller Krankengymnastik die Therapie unterstützt.

So hilft die Akupunkt-Massage nach Penzel
Um die natürliche Knorpel-Knochenbildung des Hüftgelenkes zu fördern und die Fehlstellung zu beseitigen, sollte möglichst bei den ersten Anzeichen mit der Akupunkt-Massage nach Penzel eingesetzt werden, damit der kindliche Organismus energetisch optimal versorgt ist. Die sanften Streichungen im Verlauf der Meridiane wird Ihnen Ihr Therapeut gerne zeigen. So können Sie bei jedem Wickeln gleichzeitig den Energiehaushalt Ihres Kindes harmonisieren.

Wachstumsschmerzen
Obwohl ein Kind ständig wächst, gibt es mehrere größere Wachstumsschübe: im ersten Lebensjahr, zwischen dem 5. und 7. Lebensjahr und

schließlich während der Pubertät. In dieser Zeit wird vom Körper Schwerstarbeit geleistet. Muskel-, Knochen- und Knorpelgewebe müssen sich ja aufeinander einspielen. Die Sehnen sollen straff die Gelenke überspannen und trotzdem elastisch den Bewegungen nachgeben. Auch die Organe müssen sich auf jede neue Situation einstellen.

So hilft die Akupunkt-Massage nach Penzel
Sehr häufig sind die großen Wachstumsschübe mit Gelenk- und Muskelschmerzen verbunden. Mit der Akupunkt-Massage nach Penzel wird dem Organismus die Möglichkeit gegeben, den gesamten Energiehaushalt den momentanen Bedürfnissen anzupassen und die Schmerzen zu beseitigen. Ein – aus energetischer Sicht – gesunder Körper kann schmerzfrei heranwachsen!

Wachstumsstörungen
Die Kinder und Jugendlichen werden immer größer. Um so auffallender ist es, wenn ein Kind verhältnismäßig klein bleibt. Die Körpergröße ist einerseits erblich bedingt, also genetisch vorgegeben, und wird zusätzlich hormonell gesteuert. Ist Ihr Kind bei den Messungen der Routineuntersuchungen wesentlich kleiner als die vorgegebene Norm, hat sich aber bis jetzt normal entwickelt, so kann eine Regulationsstörung vorliegen.

So hilft die Akupunkt-Massage nach Penzel
Bei der Akupunkt-Massage wird über das Meridiansystem das ganze Hormonsystem angeregt. Zusätzlich werden eventuell vorhandene Blockaden an Wirbelsäule und Gelenken beseitigt. Sehr häufig konnte nach einer solchen energetischen Grundtherapie ein Wachstumsschub ausgelöst werden.

Die Perthes´sche Krankheit
Die ersten Krankheitssymptome sind den Wachstumsschmerzen ähnlich. Allerdings konzentrieren sich die Beschwerden meistens auf nur eine Hüfte. Das Kind beginnt zu hinken und kann die Hüfte nur noch unter Schmerzen bewegen, wobei besonders Drehbewegungen eingeschränkt sind. Die Krankheit tritt meistens zwischen dem dritten und zehnten Lebensjahr auf. Es handelt sich hierbei um eine Knorpel-Kno-

chen-Veränderung des Hüftkopfes, wobei mit zunehmender Belastung der Hüftkopf zerstört wird.

Die erste Maßnahme, die Ihr Orthopäde ergreifen wird, ist, das Bein ruhig zu stellen. Die „Thomas-Schiene" entlastet das gesamte Gelenk, wodurch eine sogenannte Defektheilung einsetzen kann. Allerdings ist der Körper nicht in der Lage, das bereits zerstörte Gewebe zu ersetzen. Je früher die Erkrankung erkannt wird, desto günstiger sind die Heilchancen.

So hilft die Akupunkt-Massage nach Penzel
Aus energetischer Sicht kann sich der „Perthes" entwickeln, nachdem z.B. der Energiefluss durch die Pockenimpfnarben am Oberarm stark behindert wurde. Die körpereigene Energie, die normalerweise gleichmäßig und harmonisch zirkulieren soll, wird an den Narben blockiert und gestaut. Die Meridiane, die hinter der „Staustelle" liegen, können das Gewebe nicht mehr ausreichend mit Energie versorgen und die Abnutzung beginnt. Mit der Akupunkt-Massage nach Penzel werden sowohl die Narben als auch die unterversorgten Gebiete des Körpers behandelt, um den gesamten Energiefluss wieder zu normalisieren.

Skoliose
Unter der Skoliose versteht man die seitliche Verdrehung der Wirbelsäule, die – im Extremfall – zu stärksten Bewegungsbehinderungen sowie Atem- und Organbelastungen führen kann. Je früher die Skoliose erkannt wird, desto größer ist die Möglichkeit, die Verbiegung der Wirbelsäule zu stoppen – vor allem durch eine spezielle Krankengymnastik. Kommt es trotz dieser Maßnahme zu einer Verschlimmerung, so wird der Orthopäde Ihrem Kind ein Korsett verordnen. Doch nicht immer tritt dadurch eine Stagnation ein.

So hilft die Akupunkt-Massage nach Penzel
Wenn die Maßnahmen des Orthopäden nicht den gewünschten Erfolg hatten, kann die Akupunkt-Massage nach Penzel helfen. Allerdings sollte sich das Kind noch in der Wachstumsphase befinden. Die Meridiane, die vor allem die Wirbelsäule mit Energie versorgen, sind in ihrem Energiefluss uneinheitlich. Mit der APM versucht man, den energetischen

Ausgleich zu schaffen. Allerdings wird sich die Behandlung über Monate ausdehnen. Doch meistens lohnt sich diese Mühe.

Gleichzeitig sollte Ihr Kind in einem Gesangsverein aktiv werden. Die beste Gymnastik für die Atemorgane und die Bauch- und Brustmuskulatur ist das Singen und es macht Spaß!

Abgeschlagen – müde – unkonzentriert
Wenn ein Kind, das sich bis jetzt ganz normal entwickelt und verhalten hat, auf einmal träge und lustlos wird, so kann dies auch ein erstes Anzeichen für einen gestörten Energiekreislauf sein. Die Anforderungen, die an ein Kind gestellt werden, sind hoch (Computerspiele im Kinderzimmer, elektronisches Spielzeug, komplizierte Puzzle usw.). Sogar ein Vorschulkind zeigt heute schon Anzeichen von Stress, der natürlich durch den Leistungsdruck in der Schule noch verstärkt wird.

So hilft die Akupunkt-Massage nach Penzel
Einen natürlichen Ausgleich kann die Akupunkt-Massage nach Penzel herstellen. Das ganzheitliche Therapiekonzept beseitigt die Krankheitsursache soweit wie möglich und aktiviert die Eigenregulationskräfte, die in jedem Körper stecken. Allerdings sollte auch darauf geachtet werden, dass das Kind nur noch geringe Zeit vor dem Computer oder Fernsehschirm sitzt.

Das hyperkinetische Kind
Das überaktive Kind ist kein „Produkt" unserer hektischen Zeit. Schon im Gedicht vom Zappelphilipp wird das unruhige Kind beschrieben. Doch nicht jedes temperamentvolle Kind ist auch ein hyperkinetisches Kind. Aggressionen, Wutanfälle, dranghafte Unruhe und geringes Schlafbedürfnis sind die wesentlichen Kennzeichen einer Hyperkinese und lassen das Kind zu einem „Wirbelwind" werden.

Man sucht die Krankheitsursache in der Ernährung: Konservierungsmittel, Farbstoffe, besonders aber Phosphate werden in diesem Zusammenhang genannt. Man spricht auch von der „Phosphatallergie". Es scheint bewiesen zu sein, dass künstliche Farb- und Säuerungsmittel die

Krankheit begünstigen und manchmal auch auslösen können. Wie wichtig deshalb eine gesunde, natürliche Ernährung ist, braucht hier nicht betont zu werden.

So hilft die Akupunkt-Massage nach Penzel
Zur Akupunkt-Massage nach Penzel gehören auch die „Yin-Striche". Dabei wird mit der flachen Hand ganz sanft über Beine, Bauch und Arme massiert. Schon bei der ersten Behandlung wird die Atmung ruhiger und meistens setzt eine tiefe Entspannung ein. Das hyperkinetische Kind sollte allerdings über mehrere Monate betreut werden, um sowohl die übersteigerte Motorik als auch die Psyche zu beeinflussen.

Bettnässen
Unter Bettnässen versteht man das unbeabsichtigte Harnlassen, vor allem nachts, bei Kindern über drei Jahre. Die Ursache kann in Konfliktsituationen innerhalb der Familie zu suchen sein (Eifersucht, Streit der Eltern usw.), aber auch in nicht verarbeiteten Begebenheiten (z.B. Szenen aus einem Fernsehfilm, Märchen und Träume).

Manchmal spielt bei der unbeabsichtigten Blasenentleerung auch eine gestörte Reizleitung eine Rolle. Normalerweise werden wir wach, wenn die Blase eine gewisse Füllung aufweist. Kinder können manchmal eine so feste Tiefschlafphase haben, dass das Gehirn diese Reize nicht registrieren kann und das Kind einfach nicht wach wird.

Wie bei allen Kinderleiden sind auch hier die liebevolle Zuwendung beider Elternteile und viele, viele Streicheleinheiten ein wesentlicher Heilfaktor. Vielleicht wecken Sie auch, bevor Sie selbst zu Bett gehen, das Kind sanft auf und führen es zur Toilette.

So hilft die Akupunkt-Massage nach Penzel
Lassen sich mit diesen einfachen Hilfsmitteln die Beschwerden nicht beseitigen, so kann auch hier die Akupunkt-Massage nach Penzel helfen. Körper und Psyche gehören zusammen. Über das Meridiansystem, das allen Körpersystemen kontrollierend und regulierend übergeordnet ist, wird sowohl der Körper als auch die Psyche behandelt. Das Kind wird nach

energetischen Gesichtspunkten massiert (gestreichelt), unverhältnismäßige Ängste, Panik und Stress werden auf natürliche Weise abgebaut und Körper und Psyche werden über den Energiekreislauf ausgeglichen.

Hauterkrankungen (Milchschorf, Neurodermitis, Allergien)

Milchschorf ist oft das erste Anzeichen einer Veranlagung zu Hauterkrankungen. In den ersten drei Lebensmonaten bildet sich – meistens auf dem Kopf und in den Körperfalten – ein schuppiger, juckender Ausschlag. Er kann sowohl als nässendes, als auch als trockenes Ekzem auftreten. In beiden Fällen leidet das Kind unter dem starken Juckreiz und der Entzündung der aufgekratzten Hautpartien. Die alten Hausmittel – kühlende Umschläge, ölhaltige Badezusätze mit Kleie, Baumwollkleidung – sind immer noch aktuell.

Milchschorf kann auch ohne medikamentöse Behandlung abheilen. Allerdings haben Kinder, die als Baby Milchschorf hatten, später vermehrt unter Neurodermitis und Allergien zu leiden. Dann versucht der Hautarzt mit Salben, Puder und Bädern die Krankheitssymptomatik zu lindern. Leider kommen aber auch cortisonhaltige Medikamente zum Einsatz. Cortison beruhigt die Haut, weil die Entzündung eingedämmt wird, aber es bewirkt keine Heilung. Sobald das Medikament abgesetzt wird, sind die Hautschäden und der Juckreiz wieder vorhanden. Kuraufenthalte in der salzhaltigen Luft der Nord- oder Ostsee können auf natürliche Weise Linderung verschaffen.

So hilft die Akupunkt-Massage nach Penzel

Die ganzheitliche Therapie der Akupunkt-Massage nach Penzel kann den Juckreiz lindern, die Regeneration der Haut fördern und die Abwehr kräftigen – allerdings: die Allergiebereitschaft bleibt.

Schwangerschaftsbegleitung mit der Akupunkt-Massage nach Penzel

Schwangerschaft ist zwar durchaus keine Krankheit, sondern für viele werdende Mütter eine ganz besonders glückliche Zeit. Aber es treten doch häufig allerlei größere und kleinere Beschwerden auf, die diese Zeit beeinträchtigen und die Vorfreude auf das Kind trüben können. So kann es zu Rückenschmerzen, Erbrechen, Frühwehen usw. kommen. Dadurch ist der Körper mitunter sehr ungleich beansprucht. Es entstehen leicht Energieblockaden.

So hilft die Akupunkt-Massage nach Penzel
Die APM-Therapeutin (in den meisten Fällen wird es ja eine weibliche Person sein) wird zunächst den energetischen Zustand des Körpers erfühlen, indem sie mit ihren Händen verschiedene Stellen am Körper auf- und abstreicht. Mittels eines Stäbchens wird der Energiefluss über die Meridiane schmerzfrei wiederhergestellt und ausgeglichen. Schon nach wenigen Behandlungen lassen sich dadurch vor allem in den ersten drei Monaten die lästigen Probleme wie Erbrechen und Rückenschmerzen lindern oder ganz vermeiden.

In den nächsten Monaten wird durch das zunehmende Wachstum des werdenden Kindes der Organismus und damit der Energiekreislauf der Mutter noch stärker beansprucht. Auch hier hilft die Akupunkt-Massage nach Penzel, diesen Kreislauf wieder auszugleichen und ihre Beschwerden zu verringern.

Zwischen der 29. und 32. Woche kommt es beim Fötus zum größten Wachstumsschub, deshalb können mitunter Frühwehen auftreten. Aus energetischer Sichtweise befindet sich in solchen Fällen eine Energieleere im Unterleib der Schwangeren. Die Akupunkt-Massage versucht deshalb, diese Disharmonie auszugleichen, damit die Schwangerschaft ihren normalen Verlauf nehmen kann.

Ab der 32. Woche dreht sich das ungeborene Kind in seine Geburtslage. Am vorteilhaftesten für Mutter und Kind ist es natürlich, wenn der Kopf nach unten liegt. Aber es kann auch zur Steiß- und Querlage kommen. Auch dafür kann ein unausgeglichener Energiekreislauf die Ursache sein, der beispielsweise durch Blockaden im Kreuz-Darmbein-Gelenk oder auch durch Narben verursacht wird. Hier kann eine Akupunkt-Massage nach Penzel möglicherweise bewirken, dass sich der Fötus in eine normale Geburtslage dreht. Kati Renz, die Autorin der kleinen Broschüre „Der Weg ins Leben", weiß von Erzählungen einiger Mütter zu berichten, die schon feste Termine für eine Kaiserschnittgeburt ausgemacht hatten, dann aber zur Behandlung mit der die APM kamen und bei denen der OP-Termin wieder abgesagt werden konnte. Ihre Babys wurden auf natürlichem Weg geboren.

Ab der 34. Schwangerschaftswoche sollte die APM-Behandlung als Vorbereitung auf eine möglichst komplikationsfreie Geburt intensiviert werden. Nach Absprache mit der Therapeutin sollte sich die werdende Mutter einmal wöchentlich oder auch öfter behandeln lassen. Vor allem die oft recht schweren letzten Tage werden ihr so erleichtert.

Aus der Praxis
Der folgende Erfahrungsbericht erzählt von der erfolgreichen Wirkung einer APM-Behandlung während einer Schwangerschaft, in der es zu recht heftigen Rückenkomplikationen kam:

„Meine Schwangerschaft verlief in den ersten Monaten völlig problemlos. Ich hatte weder mit Übelkeit noch mit Kreislaufproblemen oder ähnlichem zu tun.

In der 23. Schwangerschaftswoche bekam ich Rückenschmerzen im Brustwirbelbereich, die sich bis auf den vorderen Rippenbereich zogen. Nach einem Besuch beim Gynäkologen und beim Hausarzt stellte sich folgende Diagnose: ‚Schwangerschaft ist keine Krankheit, so etwas kann vorkommen, da müssen Sie jetzt durch.' Auch weitere Besuche bei anderen Allgemeinmedizinern ergaben nichts. Der Orthopäde erklärte mir schließlich: ‚Die Statik stimmt aufgrund des erhöhten Gewichts durch die Schwangerschaft nicht mehr, es sind drei Brustwirbel ausgerenkt. Durch die Verkantung der Rippen werden Nerven gequetscht.' Die Wirbel wurden dreimal eingerenkt, aber sie sprangen jeweils nach einigen Stunden wieder heraus. Mehr könnte man nicht machen, erklärte man mir. Es folgten fast schlaflose Nächte. Der Rückenschmerz dehnte sich auf den Lendenwirbelbereich aus. Zirka eine Stunde war schlafen möglich, dann wurden die Schmerzen unerträglich. Ich hatte das Gefühl durchzubrechen. Laufen war die einzige Haltung, die auszuhalten war. Hinzu kam nach einiger Zeit das Gefühl, keine Luft zu bekommen. Jeder Atemzug tat weh. Ich atmete nur sehr kurz und die schlaflosen Nächte zehrten auch sehr schnell an meinem Nervenkostüm.

Bei der Schwangeschaftsgymnastik erzählte man mir in der 34. SSW von der APM-Therapie nach Penzel bei Frau R. in Geldern. Bereits nach 2 Behandlungen bekam ich wieder Luft, ohne Schmerzen zu haben. Zahlreiche Narben wurden entstört. Nach weiteren unterschiedlichen Behandlungsmethoden wurden die Stunden des nächtlichen Schlafes immer häufiger. Der Rückenschmerz war kaum noch zu spüren. Jetzt, in der 38. SSW, bin ich nach 12 Behandlungen fast beschwerdefrei. Ich behandle weiterhin die Narben mit APM-Creme. Der gelegentliche Restschmerz wird mit der Geburt des Kindes auch behoben sein.

Ein besonderer Dank gilt Frau R. in Geldern, ohne deren Hilfe diese Schwangerschaft bestimmt zum Szenario geworden wäre. Danke, Frau R., danke APM!" (Gertrud F.)

Die Akupunkt-Massage nach Penzel beim Vierbeiner

Im Laufe der Jahre haben ausgebildete APM-Therapeuten das System vom Menschen auch immer wieder mit Erfolg auf den zumeist eigenen Vierbeinern (häufig Hund, Katze, Pferd) übertragen und so „ausprobiert". Da die Erfolge genauso schnell und spontan auftraten, wie sie das von ihren zweibeinigen Patienten (die ja in Wirklichkeit auch vierbeinige Patienten sind) gewohnt waren, entwickelte sich im Laufe der letzten Jahre auch eine Akupunkt-Massage nach Penzel am Tier. Heute wird diese Methode in Kursen an Tierärzte, Tierheilpraktiker und Tierpfleger vermittelt.

Sollten Sie einmal Sorgen mit Ihren treuen Begleitern haben, wenden Sie sich an den Internationalen Therapeutenverband Akupunkt-Massage nach Penzel e.V.. Sie können das per Internet oder wie im Kapitel „So finden Sie einen guten Therapeuten" (S. 49–51) beschrieben tun. Dort existiert ein Verzeichnis von „Tier-APM-Behandlern", das man Ihnen auf Wunsch auch gern zuschickt.

Die Akupunkt-Massage nach Penzel am Pferd

Ja – auch Pferde lassen sich mit der APM erfolgreich behandeln! Denn das Pferd verfügt – ebenso wie der Mensch – über einen Energiekreislauf, auf den die Akupunkt-Massage nach Penzel anwendbar ist. Dieter Mahlstedt, Reitlehrer FN und geprüfter APM-Therapeut, hat mit Erfolg die Lehren von Willy Penzel auf das Pferd übertragen. Ihm ist es zu verdanken, dass diese sanfte, energetisch-ganzheitliche Behandlung nun auch bei diesem Tier zur Anwendung gebracht werden kann. Inzwischen werden sowohl in Deutschland als auch in Österreich entsprechende Kurse abgehalten.

Die Meridiane beim Pferd

Man unterscheidet 6 Yin-Meridiane und 6 Yang-Meridiane auf jeder Körperseite. Die Yin-Meridiane beginnen am Kronsaum der Hinterhand innen, ziehen sich über die Beininnenseite in die Leiste, weiter über den Bauch zur Brust, über die Hinterseite der Vorderhand zu den Ballenecken. Die Yang-Meridiane beginnen an der Vorderhand im vorderen Bereich des Kronsaumes und ziehen über die Vorder- und Außenseite des Beines, über den Hals zum Kopf und weiter über den Rücken, die Kruppe, die Hinterhand außen zum Kronsaum der Hinterhand außen. Die Meridiane einer Körperseite bilden einen in sich geschlossenen Kreislauf. Die Körpermitte wird von zwei übergeordneten Gefäßen energetisch versorgt.

Die Akupunkt-Massage nach Penzel am Pferd zählt zu den ganzheitlichen pflegerischen Maßnahmen. Hierbei wird mit einfachen Streichungen im Verlauf der Meridiane eine Regulation des Energiekreislaufsystems bewirkt. Dieses System ist allen Körper- und Organsystemen regulierend und kontrollierend übergeordnet. Somit können über die Behandlung der Energieleitbahnen funktionelle Störungen wie Muskel- und Gelenkerkrankungen, Wirbelsäulenbeschwerden, Organirritationen, aber auch Verhaltensstörungen und Rittigkeitsprobleme positiv beeinflusst werden. Zusätzlich werden auch die tatsächlichen Ursachen der Störungen im Energiekreislaufsystem des Pferdes mit behandelt.

Die Behandlung mit der Akupunkt-Massage nach Penzel tut Ihrem Pferd niemals weh! Sie werden es selbst erleben, wie ruhig und entspannt das Tier steht und die sanfte Therapie genießt. Wichtig ist, dass Sie das Pferd während der Behandlung nicht durch Leckerbissen und Streicheleinheiten ablenken. Ihr Pferd soll sich ganz auf die Therapie konzentrieren können.

Störungen im Energiekreislauf des Pferdes
Wir Menschen können unser Unwohlsein und unsere Schmerzen meistens beschreiben und lokalisieren. Ein Pferd, das aus seinem energetischen Gleichgewicht geraten ist, kann diese veränderte Situation nur durch sein Verhalten – Ungehorsam, Stallunmut, Sattelzwang, Kopfschlagen und veränderte Arbeitsleistung – ausdrücken. Auch punktuelles Schwitzen, ungleichmäßiger Haarwechsel und unterschiedliche Temperaturabstrahlungen können Hinweise auf energetische Störungen sein. Solche Störungen können zum Beispiel durch Narben, Verletzungen, Bewegungsmangel, Vereinsamung, aber auch durch Gelenkblockaden oder seelische und körperliche Überforderung verursacht werden.

Über das Meridiansystem steht alles im Körper in Verbindung. Die Störung im Energiefluss muss sich nicht unbedingt dort zeigen, wo sich eine Narbe oder Gelenkblockade befindet. Der individuell schwächste Teil des Pferdes wird zuerst Veränderungen aufweisen. Ein von Natur aus nervöser Araber zeigt vielleicht seine Rückenschmerzen durch plötzlich auftretendes Angstverhalten, während sich das gut ausgebildete Dressurpferd nur unwillig satteln lässt und eventuell bei der Arbeit nicht die gewohnte Leistung zeigt.

Mit die häufigsten Ursachen von Problemen jeglicher Art sind Blockaden im Bereich der Lendenwirbelsäule, des Kreuzbeines und des Beckens. Diese werden in der Akupunkt-Massage nach Penzel zuerst energetisch behandelt und können dann mit sanften Schüttelungen noch zusätzlich mechanisch gelöst werden.

Auch eine Kastrationsnarbe kann die Ursache für Rückenschmerzen, aber auch für Konditionsschwäche und Infektanfälligkeit sein. Sehr häufig sind auch Probleme der Hinterhand auf die störende Kastrationsnarbe zurückzuführen.

Energetische Befunderhebung am Pferd

- Anamnese
  Nennen Sie dem APM-Pferde-Therapeuten neben den Hauptproblematiken auch kleine Veränderungen wie Scheuerpunkte, umgrenzte Schwitzareale, Verhaltens- und Bewegungsstörungen usw.

- Tasttechnik
  Der APM-Pferde-Therapeut tastet mit sanft aufgelegter Hand das gesamte Pferd ab. Dieser energetische Tastbefund ist für die energetische Behandlung Ihres Pferdes von Bedeutung. Auch frische Scheuerstellen und Narben können zusätzliche Hinweise auf die Energieflussstörung geben. Falls Sie es noch wissen, wann und wodurch eine Verletzung entstanden ist, sagen Sie es bitte Ihrem Therapeuten.

- Sichtbefund
  Sehr häufig stellt sich eine Problematik erst dar, wenn das Pferd bewegt wird (mit und ohne Reiter). Ihr Therapeut sieht sich im Bewegungsablauf die Kopf- und Schweifhaltung des Pferdes an. Die Stellung von Wirbelsäule, Becken und Gelenken beim geradeaus gerichteten und auf dem Zirkel gerittenen Pferd können Hinweise auf Gelenkblockaden geben.

- Befunderhebung über das emotionelle Verhalten des Pferdes
  Das sich frei bewegende Pferd zeigt am besten seine Emotionen, wenn es kleine Hindernisse zu bewältigen hat. Die Eindrücke vom Verhalten des Pferdes helfen dem Therapeuten, die Störung im Energiekreislauf des Pferdes exakt zu lokalisieren.

- **Das Verhalten des Pferdes unter dem Reiter bezüglich seiner Rittigkeit**
  Zeigt das Pferd beispielsweise zu geringe Anlehnung und geht nicht taktrein, so kann auch dies ein Anzeichen einer Energieflussstörung sein.

Der Therapieaufbau

Mit einem kleinen Metallstäbchen wird Ihr APM-Pferde-Therapeut nun entlang der Meridiane arbeiten, die sich zurzeit energieleer darstellen. Manchmal ist schon die sanfte Stimulation eines Akupunkturpunktes mit einem Pinsel ausreichend, um leichte Störungen im Energiekreislauf zu beheben.

Aber haben Sie Verständnis, dass nicht alle Störungen und Blockaden im Energiekreislaufsystem sofort zu beheben sind! Eine energetisch-ganzheitliche Therapie beinhaltet einen Therapieaufbau und benötigt mehrere Behandlungen und somit die entsprechende Zeit.

Wohltuende Behandlung	Sie werden sich während der Behandlung über Ihr Pferd wundern! Anfangs wird es neugierig zuschauen, was der Fremde da macht. Schon nach kurzer Zeit spürt das Pferd die Wirkung der wohltuenden Behandlung. Es beginnt zu kauen, abzuschnauben, zu gähnen und sich zu entspannen.

Bei der Behandlung von Rittigkeitsproblemen sollten Sie das Pferd unmittelbar nach der energetischen Therapie reiten oder es sich frei bewegen lassen. Nach ein paar unsicheren Schritten, vielleicht auch mit Abbuckeln und Ausschlagen, macht es sich mit der neuen energetischen Situation und der dadurch veränderten Statik vertraut.

Manchmal ist zwar durch die Behandlung des Meridians und/oder Akupunkturpunktes das momentane Problem beseitigt, die Ursache der Beschwerden damit aber noch nicht behoben. Die Akupunkt-Massage nach Penzel am Pferd kann erst dann zum Erfolg führen, wenn auch die tatsächliche Ursache der Energieflussstörung erkannt und behandelt worden ist.

Anhang

Literatur

Berkeley Holistic Health Centre (Hrsg.): „Das Buch der ganzheitlichen Gesundheit", München 1982

Hill, Ann (Hrsg.): „Illustriertes Handbuch alternativer Heilweisen", Freiburg i.Br. 1980

Hoffmann, Gisela/Ebert, Richard: „Krank durch Narben", Bietigheim 1997

Kluge, Heidelore: „Der aufrechte Gang", München 2001

Lao-Tse: „Ausgewählte Texte", München 1986

Pschyrembel: „Klinisches Wörterbuch," 257. Auflage, Hamburg 1994

Renz, Kati: „Der Weg ins Leben", Wettstetten, o.Jg.

Schmiedel, Volker/Augustin, Matthias: „Handbuch Naturheilkunde", Heidelberg 1997

Stiftung Warentest (Hrsg.): „Die andere Medizin", Berlin 1991

„Worte des Konfuzius", München o.Jg.

Zeitschriften:

„Erfahrungsheilkunde" 1/96

„Natur und heilen" 9/98, 8/99

Und vor allem:
Materialien (Patienteninformationen usw.) des Gesundheitszentrums Akupunkt-Massage nach Penzel in Heyen

Das Gesundheitszentrum Akupunkt-Massage nach Penzel in Heyen

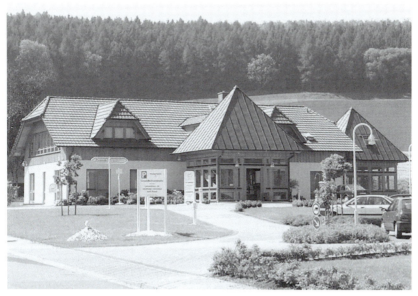

In diesem Zentrum arbeiten Ärzte, Heilpraktiker, Masseure und Physiotherapeuten unter einem Dach.

Bereits in den Fünfzigerjahren hatte sich Willy Penzel mit der in Deutschland kaum verfügbaren Literatur über die klassische Akupunktur befasst. Jahrelang beschränkte er sich auf die Arbeit an wenigen ausgesuchten Patienten. An verschiedenen Kliniken im Weserbergland konnte Penzel aufgrund seines Berufes als Masseur an den unterschiedlichsten Patienten seine Erfahrungen erweitern. Aufgrund der interessanten Therapieerfolge wurden die Kollegen auf die Apukunkt-Massage nach Penzel aufmerksam. Erste Fortbildungen im Kollegenkreis wurden ab 1968 in den Kliniken direkt abgehalten.

Seit Anfang der Siebzigerjahre übte er die Lehrtätigkeit erst in Bad Pyrmont in seiner Privatwohnung und später dann in Lügde in einem Schulungshotel aus. Durch steigende Schülerzahlen und eine höhere Kursfrequenz wurde es nötig, ein eigenes Schulgebäude zu erstellen. So baute Penzel „seine" Pyramide der ägyptischen Cheopspyramide maßstabsgerecht nach. Sie entstand in Heyen, dem Geburtsort seiner Frau, die ihn über 30 Jahre bei seiner Arbeit unterstützte.

Das Lehrinstitut für Akupunkt-Massage nach Penzel wird von Schülern aus allen fünf Kontinenten besucht. Der Unterricht erfolgt ganzjährig. Seit Gründung des Lehrinstitutes im Jahr 1971 haben über 1100 Kurse mit mehr als 56000 Teilnehmern stattgefunden. Ausgebildet werden die Berufsgruppen Arzt/in, Altenpfleger/in, Ergotherapeut/in, Hebamme, Heilpraktiker/in, Krankengymnast/in, -pfleger, -schwester, Masseur/in, medizinische Bademeister/in und Physiotherapeut/in. Heilpraktiker/innen und Ärzte/innen wenden die Akupunkt-Massage nach Penzel selbstständig an. Die Angehörigen der o.g. medizinischen Assistenzberufe benötigen zur Heilbehandlung mit der APM nach Penzel eine Verordnung.

Die Akupunkt-Massage nach Penzel wird in vier aufeinander aufbauenden Wochenkursen, die jeweils in sich geschlossen sind, vermittelt. Die Kurse sollen über einen Zeitraum von ca. 18 bis 24 Monaten verteilt werden, da die praktische Anwendung des Erlernten in der Praxis gewissermaßen Ausbildungsbestandteil ist.

Der Unterricht setzt sich aus einer Abfolge von Theorie – und Praxisblöcken zusammen. Jede/r Schüler/in führt die Übungen selbst am Mitschüler/in aus bzw. lässt sie an sich demonstrieren. Die praxisorientierten Übungen werden in Gruppen von ca. 10 Teilnehmern unter Anleitung und Aufsicht eines nur dieser Gruppe zugeteilten Lehrassistenten vorgenommen. Der Unterricht besteht zu 60 Prozent aus praxisrelevanten Übungen.

Folgende Kursinhalte sind Bestandteil der APM nach Penzel und werden am Lehrinstitut in Heyen vermittelt:

A-Kurs
Einführung in die Grundlagen der Energetik
Aufgaben und Topographie der Meridiane
Energetische Befunderhebung
Spannungsausgleichmassage in Theorie und Praxis
Physikalische Therapie aus energetischer Sicht

B-Kurs
Topographie und Funktion der wichtigsten energetischen Steuerungspunkte in Theorie und Praxis
Energetische Regeln
Erweiterte energetische Befunderhebung
Störfeld Narbe
Entspannungstherapie YIN-Striche
Schwangerschaftsbetreuung und Geburtsvorbereitung
Energetische Gelenkbehandlung

C-Kurs
Wirbelsäule (WS) aus energetischer Sicht
Wirbelsäule aus funktionell-anatomischer Sicht
Kreuz – Darmbein – Gelenke (KDG), Bedeutung und Behandlung
Wirbelgelenke, Bedeutung und Behandlung
Energetisch-funktionelles WS-Therapiekonzept
Spezifische Krankheitsbilder (z.B. Skoliose, Bechterew, Scheuermann)
WS und Rheuma

D-Kurs
Grundbegriffe der Fünf-Elementen-Lehre
Grundbegriffe der Pulsdiagnostik
Befunderhebung der Meridiane und Organe über die Ohrmuschel
APM-Therapie über die Ohrmuschel
Therapiekontrolle über die Ohrmuschel
Fremdenergie als flankierende Maßnahmen
Niederfrequente Therapieströme und Energetik

Die Ausbildung wird mit einer Abschlussprüfung beendet. Der Absolvent ist nach bestandener Prüfung berechtigt, die Bezeichnung „geprüfte/r APM-Therapeut/in" zu verwenden.

Die Ausbildung zum geprüften APM-Therapeuten wird in Deutschland ausschließlich im niedersächsischen Heyen, der Wirkungsstätte Willy Penzels, angeboten.

Die Unterbringung der Teilnehmer erfolgt über die örtliche Zimmervermittlung in preiswerten Privatquartieren bzw. Gästehäusern. Die Schule verfügt über eine eigene Cafeteria, wo sämtliche Mahlzeiten eingenommen werden können und auch am Abend der kollegiale Austausch in gemütlicher Runde möglich ist.

Im Ausland führt das deutsche Lehrinstitut regelmäßig Lehrgänge in Österreich sowie in der Schweiz durch. Selbstständige Zweigschulen befinden sich in Israel, Italien, Norwegen, Spanien und der Tschechischen Republik sowie ab 2002 auch in Ungarn.

Oktober 2001: Das Lehrinstitut für Akupunkt-Massage nach Penzel – die Pyramide wird 18 Jahre alt
Willy Penzel begrüßte 1983 zu seinem 65sten Geburtstag die ersten Schüler in seiner eigenen Schule in Heyen.
In der Heyener Zentrale, die neben der Schule auch noch ein Gesundheitszentrum mit angeschlossener selbstständiger homöopathischer Arztpraxis, einer Handels-Gesellschaft sowie die Geschäftstelle der Internationalen Therapeutenverbandes Akupunkt-Massage nach Penzel e.V. beherbergt, arbeiten inzwischen 25 Mitarbeiter sowie zeitweise etwa 80 freie Mitarbeiter als Lehrassistenten.
Seit 1992 wird dieses Therapiesystem auch in der Veterinärmedizin, insbesondere am Pferd, eingesetzt. Die Ausbildung in Akupunkt-Massage nach Penzel am Pferd erfolgt zurzeit auf einem Gestüt in Österreich sowie auf vier Höfen in Deutschland.

Sollten Sie einmal den Wunsch haben, hier kurmäßig (untergebracht ist man unmittelbar in dem dem Gesundheitszentrum angegliederten Gästehaus) ein, zwei oder drei Wochen (Mindestdauer 7 Tage) zusammenhängend behandelt zu werden, können Sie Informationen und Angebote anfordern beim

Gesundheitszentrum Akupunkt-Massage nach Penzel
Wily-Penzel-Platz 3–8
D-37619 Heyen

Tel.: 0049 (0) 5533/9737-0
Fax 0049 (0) 5533/973767
www.apm-penzel.de

Ein Griff und Sie wissen Bescheid

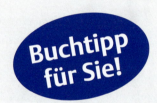

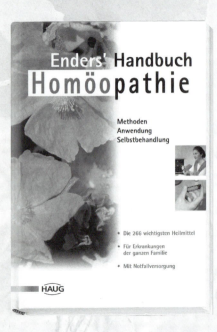

- Informieren Sie sich über 266 homöopathische Arzneien und deren richtige Dosierung.
- Praktisch auch nach Symptomen geordnet: So finden Sie sofort die wirksamste Behandlung bei über 140 Erkrankungen.
- Von einem bekannten homöopathischen Arzt geschrieben.

528 S., geb.
ISBN 3-8304-0808-0

Karl F. Haug Verlag
im Vertrieb TRIAS
Postfach 30 11 07
70451 Stuttgart

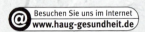

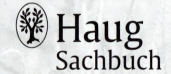